Peter Kaufhold - Arthrose deutlich bessern

Peter Kaufhold

Arthrose

deutlich bessern

Gesunde Gelenke durch Heilpflanzen
und gezielte Ernährung

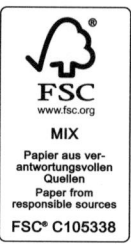

Impressum

Bitte beachten Sie: Die in diesem Werk beschriebenen Pflanzendrogen und ihre Anwendungen wurden aus umfangreicher Literatur der westlichen und asiatischen Pflanzenheilkunde nach bestem Wissen und Gewissen zusammengestellt. Die in den historischen Anwendungsbeschreibungen und Zitaten beschriebenen Dosierungen und Anwendungsgebiete entsprechen nicht unbedingt dem heutigen Stand der Forschung und dienen nicht der Empfehlung, sondern der historischen Dokumentation.
Die medizinische Entwicklung schreitet laufend fort. Neue Erkenntnisse bezüglich Medikation und Behandlung sind die Folge. Der Autor hat größte Mühe walten lassen, um alle Angaben dem Wissensstand zum Zeitpunkt der Veröffentlichung anzupassen. Dennoch ist der Leser aufgefordert, Dosierungen und Gegenanzeigen aller verwendeten Rezepturen und Empfehlungen zu prüfen. Dieses Werk soll und kann nicht Rat und Hilfe eines pflanzenheilkundigen Heilpraktikers oder Arztes ersetzen! Im Zweifelsfall fragen Sie Ihren Arzt oder Apotheker. Richten Sie sich nach den Angaben der Standardzulassungen für Pflanzendrogen oder Pflanzenmonographien der Kommission E bis 1994 sowie dem aktuellen wissenschaftlichen Erkenntnisstand. Der Autor übernimmt keine Haftung für Schäden außerhalb von Leben, Körper und Gesundheit, die auf einfacher Fahrlässigkeit beruhen.

Bibliographische Informationen der Deutschen Bibliothek
Die Deutsche Bibliothek verzeichnet diese Publikation in der Deutschen Nationalbibliographie; detaillierte bibliographische Daten sind im Internet unter http://dnb.ddb.de abrufbar.

ISBN: 978-3-7597-3308-5

Copyright © 2024 by Peter Kaufhold
3. Ausgabe August 2025

Alle Rechte, insbesondere die der Übersetzung, des Nachdrucks, der Entnahme von Abbildungen, der Funksendung, der Wiedergabe auf fotomechanischem oder ähnlichem Wege sowie der Speicherung in Datenverarbeitungsanlagen, bleiben, auch bei nur auszugsweiser Verwertung, vorbehalten.
Die Wiedergabe von Gebrauchsnamen, Handelsnamen, Warenbezeichnungen etc. in diesem Werk berechtigt auch ohne besondere Kennzeichnung nicht zu der Annahme, dass solche Namen im Sinne der Warenzeichen- und Markenschutzgesetzgebung als frei zu betrachten wären und daher von jedermann benutzt werden dürften. Der Autor übernimmt auch keine Gewähr dafür, dass die in diesem Buch enthaltenen Angaben frei von Patentrechten sind. Durch diese Veröffentlichung wird weder stillschweigend noch sonstwie eine Lizenz auf etwa bestehende Patente gewährt.

Lektorat: Ursel Doris Losansky, Ulrike Maria Kaufhold, M.Sc. Luis Alexander Kaufhold
Autorenfoto: Ulrike Kaufhold
Verlag: BoD · Books on Demand GmbH, Überseering 33, 22297 Hamburg, bod@bod.de
Druck: Libri Plureos GmbH, Friedensallee 273, 22763 Hamburg

Prof. Dr. Adolf Nahrstedt in memoriam

Inhalt

Vorwort

Degenerative Gelenkerkrankungen wie die Arthrose sind zu einer wahren Volkskrankheit geworden - kaum trifft man jemanden, der nicht über die einen oder anderen Beschwerden klagt; besonders Menschen in mittlerem oder fortgeschrittenem Alter sind betroffen, aber auch zunehmend jüngere Menschen. Bei einem sind es die Knie, bei anderen die Hüften, die Schultern oder der Lendenwirbelbereich. Die Gründe dafür sind oftmals schlechte Ernährung, mangelnde Bewegung, einseitige, übermäßige Belastung und Übergewicht. Lange Zeit glaubte man, Gelenkknorpel könne sich nicht regenerieren, nach dem Motto: *Was weg ist, ist weg.* Doch neuere wissenschaftliche Studien zeigen, dass dies unter bestimmten Voraussetzungen eben doch möglich ist, denn unser Körper verfügt über geniale Reparaturmechanismen - nur müssen diese auch aktiviert werden, damit sich Beschwerden deutlich bessern und annähernde Beschwerdefreiheit erreicht wird. Inwieweit das möglich ist, hängt vom aktuellen Stadium der Erkrankung ab. In den Anfangsstadien bestehen gute Aussichten auf deutliche Besserung, dennoch wird der Behandlungserfolg individuell verschieden sein, abhängig von vielen Faktoren.

Allerdings kann es eine Besserung nicht über Nacht geben. Ebenso wie Arthrose nicht von einem Tag auf den anderen entsteht, wird die Behandlung ihre Zeit dauern. Es ist nicht damit getan, die in diesem Buch aufgezeigten Ratschläge nur für einige Wochen und Monate zu befolgen. Es wird viele Monate dauern, eigentlich die restliche Zeit des Lebens. Ein Hauptthema dieses Buches ist die anti-entzündlichen Ernährung, einschließlich der Nutzung bestimmter Heilpflanzen. Sie ist der Schlüssel zum Erfolg. Ohne eine Ernährungsumstellung bzw. Vermeidung bestimmter entzündungsfördernder Nahrungsmittel kann es keine Besserung geben.

Ebenso sollte man sich angewöhnen, wann immer möglich, biologisch erzeugte Lebensmittel zu verzehren. In unserer heutigen Zeit der chemisch manipulierten Nahrungsmittel gibt es Produkte, welche die Bezeichnung Lebensmittel nicht mehr verdienen. Getreide, Obst und Gemüse werden mit verschiedenen Spritzmitteln behandelt, dabei in der Regel mit mehreren Mitteln gleichzeitig oder nacheinander, wobei niemand genau abschätzen kann, wie gesundheitsschädlich diese Chemie-Cocktails wirklich sind. Dass sie nicht gesund sein können, zeigen die Beispiele Indien und Türkei: In Indien gibt es ein Gebiet, in dem die Menschen ihre Nahrungsmittel noch wie vor Jahrhunderten produzieren: ohne Einsatz von Kunstdünger und Pestiziden. Dort sind Krebs und andere Krankheiten so gut wie unbekannt. In der Türkei wurde diesbezüglich noch vor wenigen Jahrzehnten ebenfalls keine Chemie benutzt; man lebte gesund, und Krebserkrankungen waren die Ausnahme, doch seit sie häufiger eingesetzt wird, hat sich das dramatisch geändert.

Ein weiterer Grund, nur noch biologisch erzeugte Nahrungsmittel zu essen ist, dass Pflanzen ohne Kunstdünger auf gesunden Böden viel tiefer und mehr in die Breite wurzeln und somit viel mehr wichtige Mineralstoffe aufnehmen und anreichern können. Wer beispielsweise in den 1960er Jahren, als viele Bauernhöfe noch eine Kreislaufwirtschaft praktizierten und vorwiegend Kuh-, Schweine- oder Pferdemist (keine Gülle) in ihre Böden einarbeiteten, eine Möhre verzehrte, benötigt heute fünf bis zehn konventionell angebaute Möhren um die gleiche Menge an Mineralstoffen und Vitaminen aufzunehmen.

Deshalb ist es heute wichtiger denn je, Obst, Gemüse und Getreide aus kontrolliert biologischem Anbau zu verwenden. Allein der Konsument bestimmt den Markt. Wenn immer weniger Menschen Produkte aus konventionellem Anbau verlangen, wird der biologische Anbau zunehmen und zu einer besseren Volksgesundheit beitragen. Das muss aller Menschen Ziel sein, denn unsere Nahrung ist auch unsere Medizin.

Peter Kaufhold, Juni 2024

1.1 Was ist Arthrose?

Arthrose ist eine degenerative Gelenkerkrankung, die durch den fortschreitenden Abbau des Gelenkknorpels, Veränderungen im umgebenden Knochen und Entzündungen im Gelenk gekennzeichnet ist. Die Entstehung der Arthrose kann durch eine Vielzahl von Faktoren beeinflusst werden, darunter:

Alterung: Mit zunehmendem Alter verschleißt sich der Gelenkknorpel allmählich, was zu Arthrose führen kann. Doch selbst bei älteren Menschen kann der Gelenkknorpel durch gezielte Ernährung und Bewegung funktionsfähig erhalten werden.

Genetische Veranlagung: Es gibt Hinweise darauf, dass bestimmte genetische Faktoren das Risiko für die Entwicklung von Arthrose erhöhen können.

Verletzungen: Verletzungen des Gelenks, wie Knochenbrüche, Bänderrisse oder stumpfe Schläge können zu einer vorzeitigen Abnutzung des Gelenkknorpels führen und das Risiko einer Arthrose erhöhen. Bei heftigen Stößen auf die Kniescheibe kann es z.B. zur Ablösung von Knorpel kommen.

Übergewicht: Übergewicht belastet die Gelenke zusätzlich und erhöht das Risiko für die Entwicklung einer Arthrose, vor allem in den Gewicht tragenden Gelenken wie den Knien und Hüften.

Unterversorgung eines Gelenks: Eine unzureichende Versorgung der Gelenke mit Nährstoffen und Sauerstoff kann zu einem beschleunigten Abbau des Gelenkknorpels führen und somit das Risiko für Arthrose erhöhen.

Bewegungsmangel: Ein Mangel an regelmäßiger Bewegung und körperlicher Aktivität führt einerseits zu einer Schwächung der Muskeln um das Gelenk herum, was die Beanspruchung des Gelenkknorpels erhöhen kann. Andererseits wird der Gelenkknorpel nur durch ständige, moderate Belastung über die Gelenkschmiere ernährt. Dicke und Qualität der Knorpelschicht hängen maßgeblich von regelmäßiger körperlicher Aktivität ab. Nur so kann der Knorpel seine gesunde Struktur erhalten. Bei erhöhter Druckbelastung, beispielsweise während des Trainings, reagiert der Gelenkknorpel mit einer Verdickung, um das Gelenk belastungsfähiger zu machen.

Der Knorpel besitzt also die Fähigkeit, sich zu regenerieren bzw. auf eine erhöhte Belastung mit einer Verdickung zu reagieren. Doch bevor wir fortfahren und Möglichkeiten aufzeigen, wie eine solche Regeneration günstig beeinflusst werden kann, soll zunächst der Aufbau eines Gelenks, hier das Kniegelenk, dargestellt werden.

1.2 Aufbau des Kniegelenks

Da alle Gelenke nach dem gleichen Prinzip arbeiten, sei hier exemplarisch das Kniegelenk als das größte Gelenk im menschlichen Körper dargestellt. Es besteht aus verschiedenen Strukturen, die gemeinsam für seine Stabilität und Beweglichkeit sorgen. Hier der Aufbau im Einzelnen:

Knochen: Das Kniegelenk verbindet den Oberschenkelknochen (Femur) mit dem Schienbein (Tibia) und der Kniescheibe (Patella). Diese Knochen sind durch Bänder, Muskeln und Knorpel miteinander verbunden.

Bänder: Im Kniegelenk gibt es mehrere Bänder, die für Stabilität sorgen. Dazu gehören das Kreuzband (vorderes und hinteres Kreuzband), das Seitenband (mediales und laterales Seitenband) sowie das Patellaband, das die Kniescheibe mit dem Schienbein verbindet.

Muskeln: Verschiedene Muskeln umgeben das Kniegelenk und ermöglichen Bewegungen wie Beugung (Flexion) und Streckung (Extension) sowie Drehbewegungen.

Gelenkknorpel: Die Enden der Oberschenkelknochen, Schienbeinknochen und die Rückseite der Kniescheibe sind von glattem Gelenkknorpel bedeckt. Der Gelenkknorpel dient als stoßdämpfende Schicht und ermöglicht eine reibungsarme Bewegung im Gelenk.

Menisken: Zwischen dem Oberschenkel- und Schienbeinknochen befinden sich zwei halbmondförmige Knorpelscheiben, die Menisken. Sie dienen dazu, die Belastung im Kniegelenk zu verteilen, die Stabilität zu erhöhen und die Passform zwischen den Knochen zu verbessern.

Gelenkkapsel: Die Gelenkkapsel ist eine feste Hülle aus Bindegewebe, die das gesamte Kniegelenk umgibt. Sie besteht aus zwei Schichten: der inneren Schicht, der sogenannten Synovialmembran (Synovialis), und der äußeren Schicht aus straffem Bindegewebe. Die Synovialis produziert die Gelenkschmiere (Synovia), die als Gleitmittel dient und Nährstoffe für den Gelenkknorpel bereitstellt. Die Synovia enthält folgende Komponenten: *Hyaluronsäure:* Ein polysaccharides Molekül, das Wasser bindet und damit die Viskosität der Synovialflüssigkeit erhöht, was die Schmierung verbessert. *Glykoproteine:* Diese Proteine verbessern die Schmierung und reduzieren die Reibung im Gelenk. *Proteoglykane:* Diese Moleküle helfen dabei, Wasser im Gelenk zu binden und tragen zur Elastizität des Gelenkknorpels bei. *Lipide:* Lipide in der Synovialflüssigkeit tragen zur Reduzierung der Reibung bei und unterstützen die Schmierung des Gelenks.

Diese Einzelstoffe arbeiten zusammen, um eine optimale Schmierung und Funktionsweise des Kniegelenks zu gewährleisten.

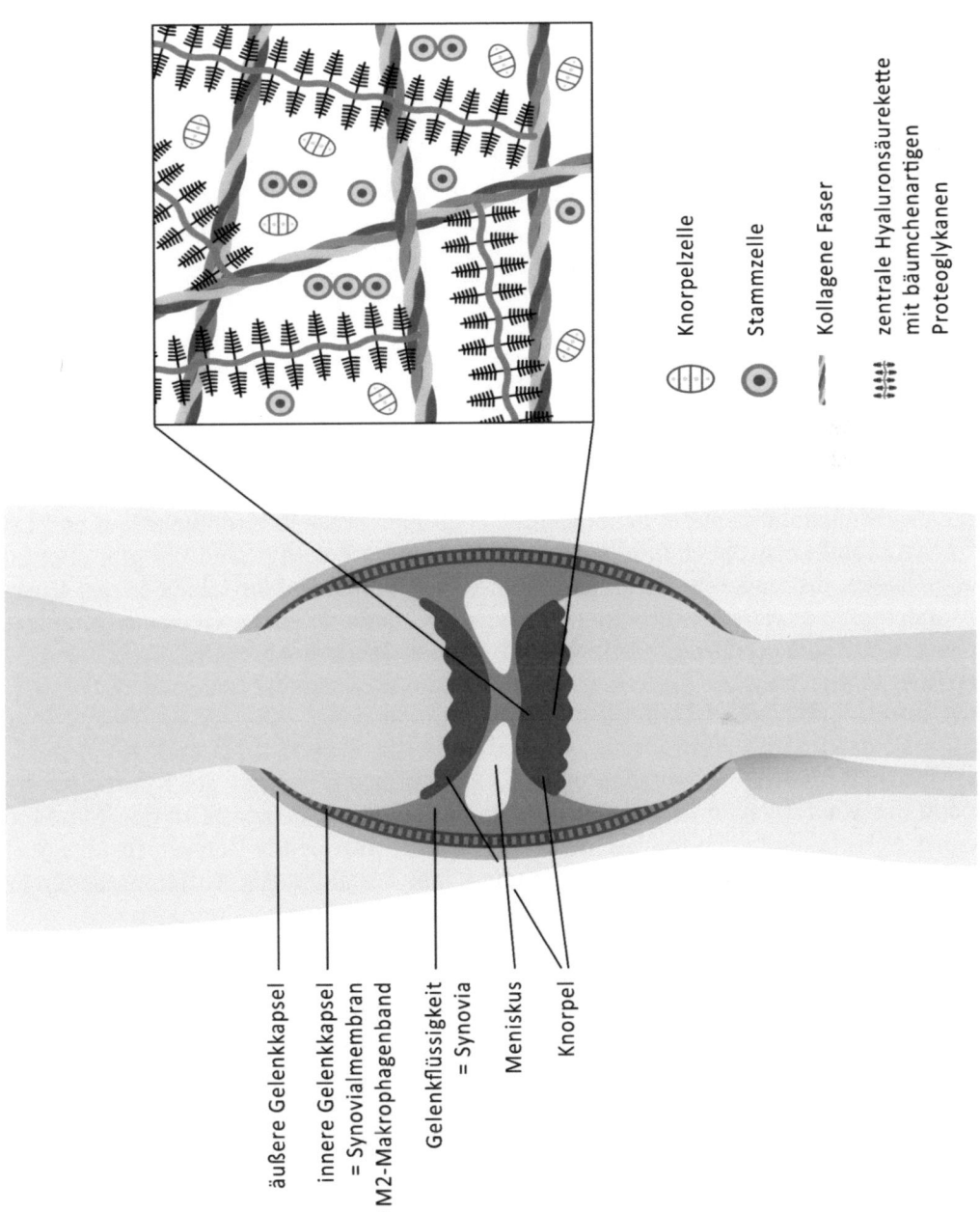

Knorpelzelle

Stammzelle

Kollagene Faser

zentrale Hyaluronsäurekette
mit bäumchenartigen
Proteoglykanen

äußere Gelenkkapsel

innere Gelenkkapsel
= Synovialmembran
= M2-Makrophagenband

Gelenkflüssigkeit
= Synovia

Meniskus

Knorpel

1.3 Die Knorpelregeneration

Um die Knorpelregeneration besser zu verstehen, ist es wichtig, zunächst auf die Funktion des M1/M2-Makrophagen-Systems einzugehen:

Das M1/M2-Makrophagen-System

Das M1/M2-System bezieht sich auf verschiedene Modi, in die Makrophagen (ein Immunzellen-Typ mit zahlreichen Aufgaben), abhängig von den erhaltenen Signalen, wechseln können. Je nach Bedarf können sie in den M1- oder M2-Modus umschalten. Ihre Aufgabe ist es, im Gelenk für die *Aufräumarbeiten* und Reparatur nach Beschädigung oder für die Gesunderhaltung bzw. reibungslose Funktion des Knorpels zu sorgen.

Diese Makrophagen befinden sich vorwiegend in der Gelenkinnenhaut (Synovialis), die das Innere des Gelenks auskleidet. Hier können sie mit dem Knorpel und anderen Geweben im Gelenkinneren interagieren. Es gibt Makrophagen, die zur Erfüllung ihrer Aufgaben nicht in das Knorpelgewebe einwandern, sondern durch Aussendung von **entzündungsfördernden (M1)** oder **entzündungshemmenden (M2)** Signalen Entzündungsreaktion und Gewebereparatur steuern; dabei werden auch Fibroblasten, Endothelzellen und Lymphozyten mobilisiert, die ebenfalls an diesen Abläufen beteiligt sind. Es gibt aber auch Makrophagen, die, angeregt durch Botenstoffe, von der Gelenkinnenhaut in den Knorpel einwandern, um direkt an der Entzündungsreaktion oder aber an der Gewebereparatur teilzunehmen bzw. die beschädigten Gewebe im Gelenk wiederherzustellen.

Funktion der M1/M2-Makrophagen:

M1-Makrophagen: Wenn eine übermäßige mechanische Belastung des Knorpels auftritt, werden die Makrophagen in der Gelenkinnenhaut durch Botenstoffe in den M1-Modus versetzt. M1-Makrophagen sondern dann **entzündungsfördernde** Botenstoffe ab, um eine Entzündungsreaktion auszulösen. Ihre Hauptaufgabe besteht in den Aufräumarbeiten bzw. darin, Zelltrümmer zu entfernen und den Bereich der Verletzung zu reinigen.

M2-Makrophagen: Nachdem die Aufräumarbeiten beendet sind, beginnt die Reparaturphase. Dazu werden die Makrophagen in der Gelenkinnenhaut durch bestimmte Signale in den M2-Modus versetzt. M2-Makrophagen setzen **entzündungshemmende** Botenstoffe frei (Zytokine: IL-10, IL-4) und fördern die Gewebereparatur, indem sie andere Zellen zur Produktion von Wachstumsfaktoren anregen oder diese selbst herstellen.

Reparatur eines Knorpelschadens

Hier gehen wir davon aus, dass der Knorpel im Kniegelenk durch übermäßige Belastung geschädigt wurde, was zu einem leichten Knorpelabrieb und zu kleinen Rissen im Knorpel geführt hat. Infolge dieser Risse werden Signale ausgesandt, die zu einer Aktivierung der Makrophagen führen:

Aktivierung von M1-Makrophagen und Entzündungsreaktion: Die Verletzung löst eine Entzündungsreaktion im Kniegelenk aus: Die Markrophagen im Gelenk schalten um in den pro-entzündlichen M1-Modus und beginnen mit den Aufräumarbeiten, entfernen Zelltrümmer und reinigen so das Gelenk.

Aktivierung von M2-Makrophagen und Gewebsreparatur: Nachdem das Gelenk gereinigt wurde, beginnen die Reparaturarbeiten: Botenstoffe, die von anderen Zellen ausgesandt werden, veranlassen die M1-Makrophagen, in den anti-entzündlichen M2-Modus zu wechseln und die Knorpelreparatur einzuleiten, indem sie die Entzündung stoppen und Wachstumsfaktoren freisetzen oder andere Zellen für diese Aufgabe mobilisieren. Der Regenerationsvorgang läuft wie folgt ab:

Aktivierung mesenchymaler Stammzellen: Zuerst werden mesenchymale **Stammzellen** (multipotente Zellen, die sich in andere Zelltypen verwandeln können) durch bestimmte Signalmoleküle, wie zum Beispiel Transforming Growth Factor beta (TGF-β), in mesenchymale **Knorpel-Vorläuferzellen** umgewandelt. Diese Zellen haben die Fähigkeit, sich zu verschiedenen mesenchymalen Geweben zu entwickeln, einschließlich Knorpelgewebe. Sie können sich in der Nähe von Bereichen befinden, in denen Knorpel gebildet oder regeneriert werden muss, wie zum Beispiel im Perichondrium oder im Knochenmark.

Einwanderung, Kondensation und Spezialisierung der Vorläuferzellen: Die aktivierten mesenchymalen Vorläuferzellen wandern in das beschädigte Knorpelgewebe ein. Dort kondensieren sie zu einer dichten Zellmasse. Dieser Schritt wird durch verschiedene Signalmoleküle wie Fibroblasten-Wachstumsfaktoren (FGFs) und Wnt-Proteine reguliert. Die Kondensation ist wichtig für die richtige Ausrichtung und Interaktion der Zellen während der weiteren Spezialisierung.

Chondroblastenbildung: Innerhalb der kondensierten Zellmasse spezialisieren sich die mesenchymalen Knorpel-Vorläuferzellen zu **Chondroblasten**. Dies geschieht durch die Mobilisierung von Transkriptionsfaktoren, welche die Aktivierung der für die Knorpelgewebe spezifischen Gene steuern.

Produktion von neuer extrazellulärer Matrix (ECM): Die ECM ist eine Art Stützgerüst oder Netzstruktur, die von den Chondroblasten, den Knorpel-Vorläuferzellen erzeugt wird und den Raum zwischen den einzelnen Zellen ausfüllt. Sie bildet das Grundgerüst des zukünftigen Knorpelgewebes und besteht aus Kollagen, Proteoglykanen, Glycosaminoglykanen und Adhäsionsproteinen, eine Art von *Klebeproteinen*, die den Knorpelzellen helfen, sich an die Netzstruktur der ECM anzubinden. Die ECM bietet strukturelle Unterstützung und Halt für die Zellen, absorbiert Stöße und vermindert die Reibung, reguliert die Zelleinwanderung, beeinflusst die Zellvermehrung und Zellspezialisierung, dient als Reservoir für Wachstumsfaktoren und andere Signalmoleküle.

Chondrozytenreifung: Die Chondroblasten reifen zu Knorpelzellen (Chondrozyten), sobald sie die Netzstruktur der ECM um sich herum erzeugt haben. Dieser Prozess beinhaltet Veränderungen in der Zellmorphologie und der Genexpression.

Knorpelbildung und -reifung: Die Chondrozyten setzen ihre Arbeit fort und bauen den Knorpel weiter auf, Schicht für Schicht, bis der Knorpel stark und voll entwickelt ist. Insgesamt ist die Knorpelbildung (Chondrogenese) ein komplexer Prozess, der durch eine Vielzahl von Signalmolekülen und Genregulationsmechanismen gesteuert wird.

Reparatur des Knorpelgewebes: Alle genannten Faktoren führen zu einer Reparatur des Knorpelgewebes, im Zuge derer die Lücken und Risse im Knorpel gefüllt werden und er seine strukturelle Integrität zurückerhält.

Wiederherstellung der Gelenkfunktion: Mit der Reparatur des Knorpelgewebes verbessert sich auch die Gelenkfunktion. Die Schmerzen nehmen ab, und die Beweglichkeit des Gelenks wird wiederhergestellt.

Langfristige Anpassung und Stärkung: Nach der Regeneration kann eine langfristige Anpassung und Stärkung des Knorpelgewebes durch spezifische Übungen und Maßnahmen zur Gelenkstabilisierung erreicht werden, um zukünftige Verletzungen zu vermeiden.

Zusammenfassung

Es wurde gezeigt, dass ein verletzter Knorpel repariert werden kann, und zwar durch ein komplexes Regenerationssystem, das im Falle einer Knorpelschädigung zunächst die Makrophagen in den pro-entzündlichen M1-Modus versetzt, um Zelltrümmer zu beseitigen und den verletzten Bereich zu reinigen, danach in den anti-entzündlichen M2-Modus, um den Knorpel zu reparieren. Dabei wandern aus dem umliegendem Gewebe mesenchymale Stammzellen ein, die sich zu mesenchymalen Knorpel-Vorläuferzellen entwickeln, diese wiederum zu Chondroblasten, die das neue Stützgerüst (ECM) für den Knorpel erzeugen. Die Chondroblasten werden schließlich zu reifen Knorpelzellen (Chondrozyten), die, eingebettet in dieses Stützgerüst, Schicht für Schicht des neuen Knorpels aufbauen.

Dieses Regenerationssystem ist auch bei gesunden Menschen in Betrieb. Sofern sie sich richtig ernähren und genügend Bewegung mit moderater Belastung haben, wird ständig Knorpel nachgebildet oder repariert. Es ist so anpassungsfähig, dass es selbst auf eine erhöhte Druckbelastung mit einer Knorpel-Verdickung reagiert. **Das alles funktioniert aber nur solange keine chronische Entzündung vorliegt, was bei einer fortschreitenden Arthrose (oder vorhandenen rheumatoiden Arthritis) immer der Fall ist.** Das bedeutet, die Makrophagen in der Synovialis sind ständig im pro-entzündlichen M1-Modus und bauen den Knorpel weiter ab. Bevor wir aber aufzeigen, wie eine Entzündung vermieden oder beseitigt werden kann, sollen die verschiedenen Stadien der Arthrose genannt werden.

1.4 Die Stadien der Arthrose

Stadium 0: Präarthrose

Beschreibung: Noch keine Symptome einer Arthrose. Eventuell leichte Knorpelschäden.
Erfolgsaussichten auf eine deutliche Besserung bzw. auf Beschwerdefreiheit: Sehr gut - Entzündungshemmende Ernährung und Bewegung können dazu beitragen, Knorpelschäden zu verhindern.
Aussicht auf vollständige Regeneration des Knorpels: Vollständige Regeneration möglich; Beschwerdefreiheit wahrscheinlich, da noch keine gravierenden Schäden vorliegen.

Stadium 1: Beginnende Arthrose

Beschreibung: Geringfügige Knorpelschäden und leichte Entzündung.
Erfolgsaussichten auf eine deutliche Besserung bzw. auf Beschwerdefreiheit: Gut - Entzündungshemmende Ernährung und angepasste Bewegung können Beschwerden lindern.
Aussicht auf vollständige Regeneration des Knorpels: Teilweise bis vollständige Regeneration möglich; Möglichkeit der Beschwerdefreiheit, insbesondere wenn der Knorpel sich erfolgreich regeneriert.

Stadium 2: Mittelgradige Arthrose

Beschreibung: Deutliche Knorpelschäden, Entzündung und mögliche Knochenveränderungen.
Erfolgsaussichten auf eine deutliche Besserung bzw. auf Beschwerdefreiheit: Mittel - Obwohl entzündungshemmende Ernährung und Bewegung hilfreich sind, können Beschwerden bestehen bleiben.
Aussicht auf vollständige Regeneration des Knorpels: Teilweise Regeneration möglich; Beschwerdefreiheit könnte begrenzt sein, da fortgeschrittene Schäden vorliegen.

Stadium 3: Fortgeschrittene Arthrose

Beschreibung: Fortgeschrittene Knorpelabnutzung, Entzündung, Knochenveränderungen.
Erfolgsaussichten auf eine deutliche Besserung bzw. auf Beschwerdefreiheit: Gering - Entzündungshemmende Ernährung und Bewegung können einige Symptome lindern, aber Beschwerden sind oft schwerwiegender.
Aussicht auf vollständige Regeneration des Knorpels: Geringe Regenerationsaussichten; es kann schwierig sein, den Knorpel in diesem Stadium vollständig zu regenerieren, und Beschwerden können bestehen bleiben.

Stadium 4: Endstadium

Beschreibung: Schwere Knorpelschäden, starke Entzündung, ausgeprägte Knochenveränderungen.
Erfolgsaussichten auf eine deutliche Besserung bzw. auf Beschwerdefreiheit: Sehr gering - In diesem Stadium ist die Wirksamkeit von entzündungshemmender Ernährung und Bewegung begrenzt, und Beschwerden sind oft stark ausgeprägt.
Aussicht auf vollständige Regeneration des Knorpels: Sehr geringe Regenerationsaussichten; die Knorpelregeneration ist in diesem fortgeschrittenen Stadium äußerst herausfordernd, und Beschwerden sind oft schwerwiegend.

Hinweis: Es ist zu beachten, dass die Aussichten auf eine Knorpelregeneration und anschließende Beschwerdefreiheit bzw. -minderung abhängig von individuellen Faktoren und dem Ausmaß der Knorpelschäden sind. Viel hängt vom persönlichen Gesundheitszustand sowie von erblichen Prädispositionen ab. So gibt es Fälle, in denen bei dem einen kaum Besserung erreicht wird, während es bei anderen zu guten Fortschritten kommt. Die besten Aussichten auf Erfolg bestehen wohl bei den Stadien 0 bis 2, dennoch kann die Befolgung nachfolgender Ratschläge sich auch auf die Stadien 3 und 4 sehr günstig auswirken.

1.5 Der Unterschied zwischen Arthrose und rheumatoider Arthritis

Da Arthrose und rheumatoide Arthritis (RA) oftmals miteinander verbunden sind bzw. die RA primäre Ursache einer Arthrose sein kann, muss hier auf den Unterschied beider Erkrankungen eingegangen werden. Das ist auch für das Verständnis späterer Ausführungen zum Thema wichtig. Sowohl die Arthrose als auch die rheumatoide Arthritis sind beide mit Entzündungen (wenn auch unterschiedlicher Ursache) verbunden, die letztlich zur Zerstörung eines Gelenks führen.

Arthrose:

Wie bereits ausgeführt, ist die Arthrose eine degenerative Gelenkerkrankung, die durch den fortschreitenden Abbau von Knorpelgewebe in den Gelenken gekennzeichnet ist. Hauptursachen sind Verschleiß, Alterung, genetische Faktoren, Trauma oder übermäßige Belastung der Gelenke sowie ein M1/M2-Makrophagen-System, das sich **infolge Ernährung mit ungesunden, entzündungsfördernden Nahrungsmitteln**, kombiniert mit chronischem Bewegungsmangel, **ständig im pro-entzündlichen M1-Modus befindet.**

Rheumatoide Arthritis (RA):

Bei der RA liegt der Fall anders: Hier ist es das eigene Immunsystem, das irrtümlicherweise die Gelenke angreift. Die genaue Ursache ist unbekannt, aber genetische Prädispositionen und Umwelteinflüsse spielen eine Rolle. Auch können Infektionen die Auslöser sein. Ganz gleich, welche Faktoren den Anstoß geben, sie führen zur Freisetzung pro-entzündlicher Zytokine (wie TNF-α, IL-1 und IL-6) und Entwicklung von Autoantikörpern wie Rheumafaktoren und anti-citrullinierten Proteinantikörpern (ACPAs), die eine Entzündung auslösen und das Gelenk letztendlich zerstören.

In beiden Fällen, sowohl bei der Arthrose als auch bei der rheumatoiden Arthritis gilt es, die Entzündung zu reduzieren oder zu stoppen. Obwohl im Falle der RA die Prozesse der Autoimmunreaktion unterschiedlich schnell und aggressiv ablaufen können, kann sie doch durch geeignete Maßnahmen günstig bis sehr günstig beeinflusst werden. Der Erfolg ist individuell verschieden.

1.6 Anti-entzündliche Nahrungs- und Nahrungsergänzungsmittel

Eine Möglichkeit, Entzündungen im Körper zu reduzieren bzw. zu beseitigen, ist die Anwendung bestimmter Heilpflanzen sowie die Umstellung der Ernährung von entzündungsfördernden auf entzündungshemmende Nahrungsmittel, die hier zuerst angesprochen werden sollen:

Kalt gepresste Öle in Bio-Qualität

Wichtige anti-entzündlich wirkende Nahrungsquellen stellen die pflanzlichen Öle dar. Die entzündungshemmenden Eigenschaften eines Speiseöls hängen entscheidend ab von seinem Gehalt an Omega-3-Fettsäuren sowie von ihrem Verhältnis zu den Omega-6-Fettsäuren. Je größer der Gehalt an Omega-3- im Verhältnis zu den Omega-6-Fettsäuren ist, desto entzündungshemmender wirkt ein Öl. Zwar spielen noch andere Faktoren eine Rolle, doch bietet dieses Verhältnis eine gute Orientierungshilfe.

Leinöl:
Mittlerer Gehalt: Alpha-Linolensäure (ALA, Omega-3-Fettsäure, ca. 50-60%), Linolsäure, Ölsäure.
Verhältnis Omega-3 zu Omega-6: **Sehr günstig**, typischerweise etwa 3:1 bis 4:1.
Omega-9-Fettsäuren: Hauptquelle ist Ölsäure.
Gehalt an Arachidonsäure: Sehr gering.
Entzündungshemmend: Ja, aufgrund des hohen Gehalts an Omega-3-Fettsäuren.
Gesundheitsbewertung: Als **sehr gesund** betrachtet, aufgrund seines hohen Gehalts an Omega-3-Fettsäuren und seiner entzündungshemmenden Eigenschaften.

Rapsöl (Kanolaöl)**:**
Mittlerer Gehalt: Ölsäure (ca. 60-70%), Linolsäure (ca. 20-30%), Alpha-Linolensäure (ALA, Omega-3-Fettsäure, ca. 8-10%).
Verhältnis Omega-3 zu Omega-6: **Günstig**, typischerweise etwa 1:2 bis 1:3.
Omega-9-Fettsäuren: Hauptquelle ist Ölsäure.
Gehalt an Arachidonsäure: Gering.
Entzündungshemmend: Ja, aufgrund des ausgewogenen Verhältnisses von Omega-3 zu Omega-6-Fettsäuren.
Gesundheitsbewertung: Als **gesund** betrachtet, aufgrund seines ausgewogenen Fettsäureprofils und seiner entzündungshemmenden Eigenschaften.

Hanföl:
Mittlerer Gehalt: Linolsäure (ca. 55-60%), Alpha-Linolensäure (ALA, Omega-3-Fettsäure, ca. 20%), Gamma-Linolensäure (GLA, Omega-6-Fettsäure, ca. 2-4%), Ölsäure.
Verhältnis Omega-3 zu Omega-6: **Günstig**, typischerweise etwa 1:3 bis 1:4.
Omega-9-Fettsäuren: Hauptquelle ist Ölsäure.
Gehalt an Arachidonsäure: Sehr gering.
Entzündungshemmend: Ja, aufgrund des günstigen Verhältnisses von Omega-3 zu Omega-6-Fettsäuren und des Vorhandenseins von Gamma-Linolensäure.
Gesundheitsbewertung: Als **gesund** betrachtet, aufgrund seines ausgewogenen Fettsäureprofils und seiner entzündungshemmenden Eigenschaften.

Leindotteröl:
Mittlerer Gehalt: Alpha-Linolensäure (ALA, Omega-3-Fettsäure, ca. 35-45%), Linolsäure, Ölsäure.
Verhältnis Omega-3 zu Omega-6: **Günstig**, typischerweise etwa 1:3 bis 1:4.
Omega-9-Fettsäuren: Hauptquelle ist Ölsäure.
Gehalt an Arachidonsäure: Sehr gering.
Entzündungshemmend: Ja, aufgrund des hohen Gehalts an Omega-3-Fettsäuren.
Gesundheitsbewertung: Als **gesund** betrachtet, aufgrund seines ausgewogenen Fettsäureprofils und seiner entzündungshemmenden Eigenschaften.

Walnussöl:
Mittlerer Gehalt: Alpha-Linolensäure (ALA, Omega-3-Fettsäure, ca. 10-15%), Linolsäure (ca. 50-60%), Ölsäure.
Verhältnis Omega-3 zu Omega-6: **Ausgewogen bis günstig**, typischerweise etwa 1:4 bis 1:6.
Omega-9-Fettsäuren: Hauptquelle ist Ölsäure.
Gehalt an Arachidonsäure: Sehr gering.
Entzündungshemmend: Ja, aufgrund des hohen Gehalts an Omega-3-Fettsäuren.
Gesundheitsbewertung: Als **gesund** betrachtet, aufgrund seines ausgewogenen Fettsäureprofils und seiner entzündungshemmenden Eigenschaften.

Maiskeimöl:
Mittlerer Gehalt: Linolsäure (ca. 50-60%), Alpha-Linolensäure (ALA, Omega-3-Fettsäure, ca. 1-4%), Ölsäure.
Verhältnis Omega-3 zu Omega-6: **Ausgewogen**, typischerweise etwa 1:6 bis 1:10.
Omega-9-Fettsäuren: Hauptquelle ist Ölsäure.
Gehalt an Arachidonsäure: Sehr gering.
Entzündungshemmend: In gewissem Maße, aufgrund des Vorhandenseins von mehrfach ungesättigten Fettsäuren, obwohl das Verhältnis von Omega-3 zu Omega-6 weniger günstig sein kann als bei anderen Ölen.
Gesundheitsbewertung: Maiskeimöl wird aufgrund seines Gehalts an ungesättigten Fettsäuren und seiner entzündungshemmenden Eigenschaften als **gesund** betrachtet. Es kann vielseitig in der Küche verwendet werden und trägt zur Aufnahme wichtiger Fettsäuren bei.

Olivenöl:
Mittlerer Gehalt: Ölsäure (ca. 70-85%), Linolsäure (ca. 5-15%), Palmitinsäure, Stearinsäure.
Verhältnis Omega-3 zu Omega-6: **Noch ausgewogen**, typischerweise etwa 1:10 bis 1:15.
Omega-9-Fettsäuren: Hauptquelle ist Ölsäure.
Gehalt an Arachidonsäure: Sehr gering.
Entzündungshemmend: Ja, aufgrund des hohen Gehalts an Ölsäure.
Gesundheitsbewertung: Als **gesund** betrachtet, aufgrund seiner entzündungshemmenden Eigenschaften und seines Nährstoffgehalts.

Butter:
Mittlerer Gehalt: Cholesterin (215-230 mg/100 g), Gesättigte Fettsäuren (ca. 50-70%), vorwiegend Palmitinsäure, Stearinsäure, ungesättigte Fettsäuren (ca. 20-30%), hauptsächlich Ölsäure, Linolsäure, Alpha-Linolensäure (ALA).
Verhältnis Omega-3 zu Omega-6: Enthält nur vernachlässigbare Mengen an Omega-3- und Omega-6-Fettsäuren.
Omega-9-Fettsäuren: Hauptquelle ist Ölsäure.

Gehalt an Arachidonsäure: Sehr gering.

Entzündungshemmend: Nicht signifikant.

Gesundheitsbewertung: Wird wegen ihres hohen Gehalts an gesättigten Fettsäuren kontrovers diskutiert. In Maßen verwendet (ca. 20-30 g Butter täglich; die max. empfohlene Verzehrmenge für Cholesterin liegt bei 300 mg/Tag), gilt Butter als **gesund**.

Die Rolle von Butter und anderen tierischen Produkten bei der Entstehung von Arteriosklerose und Herz-Kreislauf-Erkrankungen war lange Zeit Gegenstand intensiver Forschung und Diskussionen. Es stimmt, dass Butter einen hohen Gehalt an gesättigten Fettsäuren und Cholesterin aufweist, was früher oft als Risikofaktor für die Entwicklung von Arteriosklerose angesehen wurde.

Indes hat sich das Verständnis in den letzten Jahren weiterentwickelt. Wissenschaftliche Studien deuten darauf hin, dass der Zusammenhang zwischen dem Verzehr von Cholesterin und gesättigten Fettsäuren, vor allem solchen aus Milchprodukten wie Butter, und dem Risiko für Herz-Kreislauf-Erkrankungen komplexer ist als ursprünglich vermutet. Es zeigte sich, dass gesättigte Fettsäuren nicht so stark mit Herz-Kreislauf-Erkrankungen in Verbindung stehen wie zuvor angenommen wurde, insbesondere wenn sie Teil einer insgesamt ausgewogenen Ernährung sind.

Cholesterin ist ein lebenswichtiger Nährstoff, der eine wichtige Rolle im Körper spielt, einschließlich der Bildung von Zellmembranen und der Produktion von Hormonen. Ein Mangel an Cholesterin kann negative Auswirkungen haben, insbesondere auf das Gehirn und die Entstehung von Demenz, denn das Gehirn als eines der größten Verwerter von Cholesterin kann nur gut funktionieren, wenn dieser Stoff ständig in genügender Menge zur Verfügung steht.

Auch ist Cholesterin nicht, wie zuweilen immer noch behauptet wird, die primäre Ursache für **Arteriosklerose**. Nur in max. 50% der Fälle ist überhaupt ein erhöhter Cholesterinspiegel nachweisbar. Arteriosklerose ist ein chronisch entzündlicher Prozess, der durch bestimmte Faktoren hervorgerufen oder gefördert wird. Untersuchungen haben gezeigt, dass chronisch entzündliche Erkrankungen, vor allem Autoimmunkrankheiten wie rheumatoide Arthritis für die Entstehung einer Arteriosklerose verantwortlich sein können, ebenso wie Übergewicht, Bewegungsmangel, Bluthochdruck, Diabetes, chronische Nierenerkrankungen, virale und bakterielle Infekte (z.B. durch Helicobacter pylori), chronisch bakterielle Infekte (wie chronische Bronchitis), allergisches Asthma, Folsäuremangel und oxidativer Stress (durch Superoxidradikale, oxidierte Lipide). Dabei laufen zahlreiche immunologische Prozesse ab, die letztlich zu Ablagerungen in den Gefäßen führen. Es ist also wichtig, den Organismus **entzündungsfrei** zu halten, für die Zufuhr wichtiger Vitamine (K2, D3, C, E) und Antioxidantien zu sorgen und sich abwechslungsreich zu ernähren, um Ablagerungen vorzubeugen. Eine wichtige Rolle können dabei z.B. mit Bacillus subtilis fermentierte

Sojabohnen (Natto) spielen, die besonders viel in Japan verzehrt werden. Natto enthält das Ferment Nattokinase, das die Gefäße von Ablagerungen befreit und dafür sorgt, dass sie *sauber* bleiben. Es gibt auch Nahrungsergänzungsmittel, die Nattokinase in Reinform enthalten. Sie dürfen allerdings nicht gemeinsam mit Aggregationshemmern (TAH) wie AcetylSalicylSäure oder Antikoagulatien wie Cumarinderivate oder Heparin angewendet werden.

Kokosöl:
Mittlerer Gehalt: Gesättigte Fettsäuren (ca. 90%), hauptsächlich Laurinsäure, Caprinsäure, Capryl-, Myristin- und Palmitinsäure; ungesättigte Fettsäuren (ca. 10%), Ölsäure, Linolsäure, Linolensäure.
Verhältnis Omega-3 zu Omega-6: Enthält nur vernachlässigbare Mengen an Omega-3- und Omega-6-Fettsäuren.
Omega-9-Fettsäuren: Hauptquelle ist Ölsäure.
Gehalt an Arachidonsäure: Sehr gering.
Entzündungshemmend: Unterschiedliche Angaben reichen von leicht bis stark entzündungshemmend; verantwortlich soll der hohe Gehalt an mittelkettigen gesättigten Fettsäuren sein. Auch werden diese im Vergleich zu langkettigen gesättigten Fettsäuren schneller verstoffwechselt und, anstatt im Körper als Fett gespeichert zu werden, direkt in Energie umgewandelt, womit sie hilfreich bei einer gewünschten Gewichtsabnahme sein können.
Gesundheitsbewertung: Kontroverse Meinungen aufgrund des hohen Gehalts an gesättigten Fettsäuren, doch kann es, in Maßen verwendet, als **gesund** betrachtet werden.

Sesamöl:
Mittlerer Gehalt: Ölsäure (ca. 35-50%), Linolsäure (ca. 35-50%), Palmitinsäure, Stearinsäure.
Verhältnis Omega-3 zu Omega-6: **Ungünstig**, typischerweise etwa 1:40 bis 1:50.
Omega-9-Fettsäuren: Hauptquelle ist Ölsäure.
Gehalt an Arachidonsäure: Gering.
Entzündungshemmend: Nicht signifikant.
Gesundheitsbewertung: Enthält viele ungesättigte Fettsäuren, insbesondere Omega-6-Fettsäuren, was es zu einer guten Quelle für diese macht. **In Maßen verwendet**, kann es zur allgemeinen Gesundheit beitragen, obwohl sein Verhältnis von Omega-6 zu Omega-3-Fettsäuren nicht günstig ist.

Sonnenblumenöl:
Mittlerer Gehalt: Linolsäure (ca. 60-70%), Ölsäure (ca. 20-30%), Palmitinsäure, Stearinsäure.
Verhältnis Omega-3 zu Omega-6: **Ungünstig**, typischerweise etwa 1:40 bis 1:100.
Omega-9-Fettsäuren: Hauptquelle ist Ölsäure.
Gehalt an Arachidonsäure: Gering.

Entzündungshemmend: Nein.

Gesundheitsbewertung: Kontrovers diskutiert aufgrund des hohen Gehalts an Omega-6-Fettsäuren, sollte daher **nur in Maßen verwendet** werden.

Bewertung

Nachdem nun die gängigsten Speiseöle vorgestellt wurden, stellt sich die Frage, wie diese mit Blick auf die Knorpelregeneration und ihre entzündungshemmende Wirkung zu bewerten sind. Nicht nur Omega-3-Fettsäuren, auch die Omega-6-Fettsäuren sind wichtig für die Gesundheit, denn beide erfüllen wichtige Aufgaben, wie nachfolgend ausgeführt.

Omega-3-Fettsäuren

Omega-3-Fettsäuren sind eine Gruppe mehrfach ungesättigter Fettsäuren, die für zahlreiche Funktionen im Körper wichtig sind. Sie spielen u.a. aufgrund ihrer antioxidativen und entzündungshemmenden Eigenschaften eine entscheidende Rolle bei der Knorpelregeneration. Hier sind detaillierte Informationen dazu:

Knorpelregeneration:
Omega-3-Fettsäuren, vor allem die Eicosapentaensäure (EPA) und Docosahexaensäure (DHA), sind in Zellmembranen von Knorpelzellen (Chondrozyten) enthalten und können direkt auf die Zellfunktionen einwirken. Studien haben gezeigt, dass Omega-3-Fettsäuren die Knorpelregeneration unterstützen, indem sie die Produktion von Proteinen fördern, die für den Aufbau und die Erhaltung des Knorpelgewebes wichtig sind. Darüber hinaus können Omega-3-Fettsäuren die Entzündung im Gelenk reduzieren, was dazu beiträgt, die Degeneration von Knorpel zu verlangsamen und die Knorpelregeneration zu fördern.

Antioxidative Wirkungen:
Omega-3-Fettsäuren haben antioxidative Eigenschaften, die dazu beitragen, Zellen vor oxidativem Stress zu schützen, der durch freie Radikale verursacht wird. Freie Radikale können die Zellen schädigen und Entzündungen fördern, was wiederum die Knorpeldegeneration beschleunigen kann. Als Radikalfänger tragen Omega-3-Fettsäuren dazu bei, den oxidativen Stress zu vermindern und damit die Erneuerung und Gesunderhaltung des Knorpels zu unterstützen.

Entzündungshemmende Wirkungen:
Entzündungen spielen eine zentrale Rolle bei der Entwicklung und dem Fortschreiten von Erkrankungen wie Arthritis bzw. Arthrose, die mit Knorpelabbau verbunden sind. Omega-3-Fettsäuren wirken Entzündungen entgegen, indem sie die Produktion von pro-entzündlichen Molekülen wie bestimmten Eicosanoiden und Zytokinen hemmen. Durch die Verrin-

gerung der Entzündung lindern Omega-3-Fettsäuren die Schmerzen und Steifheit, die mit degenerativen Gelenkerkrankungen einhergehen, und schützen den Knorpel gleichzeitig vor weiterer Degeneration.

In summa spielen Omega-3-Fettsäuren eine maßgebliche Rolle bei der Unterstützung der Knorpelregeneration, indem sie sowohl direkt auf die Knorpelzellen einwirken als auch indirekt durch ihre antioxidativen und entzündungshemmenden Eigenschaften.

Omega-6-Fettsäuren

Knorpelregeneration:
Omega-6-Fettsäuren, wie Linolsäure (LA) und Arachidonsäure (AA), sind ebenfalls in Zellmembranen von Knorpelzellen vorhanden und beeinflussen die Zellfunktionen. Einige Studien deuten darauf hin, dass Omega-6-Fettsäuren, vor allem Arachidonsäure, an der Regulation der Entzündungsreaktionen im Zusammenhang mit Knorpelschäden beteiligt sind. Allerdings gibt es gemischte Ergebnisse darüber, wie Omega-6-Fettsäuren die Knorpelregeneration beeinflussen. Um ihre Rolle vollständig zu verstehen, sind weitere Forschungen erforderlich.

Antioxidative Wirkungen:
Im Vergleich zu Omega-3-Fettsäuren sind Omega-6-Fettsäuren weniger bekannt für ihre antioxidativen Eigenschaften. Einige Omega-6-Fettsäuren wie z.B. Gamma-Linolensäure (GLA) können jedoch indirekt antioxidative Wirkungen haben, indem sie die Bildung von entzündungsfördernden Eicosanoiden reduzieren.

Entzündungshemmende Wirkungen:
Omega-6-Fettsäuren können **sowohl entzündungsfördernde als auch entzündungshemmende Wirkungen** haben, abhängig von ihrem Stoffwechselweg im Körper. Arachidonsäure ist die Vorstufe von entzündungsfördernden Eicosanoiden wie Prostaglandinen und Leukotrienen. Ein Überschuss an Arachidonsäure kann die Entzündungsreaktion verstärken und somit die Knorpeldegeneration fördern. Gamma-Linolensäure (GLA), die auch in Nachtkerzenöl und Borretschöl enthalten ist, kann dagegen entzündungshemmende Eicosanoide produzieren, die zur Verminderung der Entzündung und Schmerzen beitragen können.

Insgesamt sind die Auswirkungen von Omega-6-Fettsäuren auf die Knorpelregeneration komplex und können sowohl förderlich als auch schädlich sein, abhängig von verschiedenen Faktoren wie der spezifischen Fettsäure, ihrer Menge im Körper und dem Gesamtbilanz zwischen Omega-3- und Omega-6-Fettsäuren. Eine ausgewogene Aufnahme beider Fettsäuretypen ist wichtig für die Aufrechterhaltung der Gesundheit von Knorpel und Gelenken. Es ist jedoch ratsam die Aufnahme von Arachidonsäure aus tierischen Quellen zu begrenzen, um Entzündungsreaktionen zu reduzieren und die Knorpelgesundheit zu fördern.

Nach Ansicht des Verfassers steht im Hinblick auf das Verhältnis von Omega-3-Fettsäuren zu Omega-6-Fettsäuren das **Leinöl an erster Stelle**. Mit kalt gepresstem Leinöl in Bioqualität verfügen wir über ein Gesundheitsmittel erster Güte, das nicht nur für die Erhaltung gesunder Gelenke wichtig ist. Eine sehr gute entzündungshemmende Aktivität zeigt auch Hanfsamenöl, mit dem der Verfasser selbst sehr gute Erfahrungen machte. Alle Öle mit günstigem Verhältnis zwischen Omega-3- und Omega-6-Fettsäuren können im Wechsel verwendet werden. Dosierung: 1-3 x täglich 1 Esslöffel vor oder zu den Mahlzeiten.

Zur Beachtung: Leinöl ist wie alle Öle mit hohem Gehalt an ungesättigten Fettsäuren kühl und lichtgeschützt aufzubewahren, da es leicht seine gesundheitsfördernden Eigenschaften verliert. Frisches Leinöl schmeckt typischerweise neutral bis leicht süßlich (häufig hat es zusätzlich einen nussigen bzw. ganz milden Leingeschmack); überaltertes Leinöl dagegen schmeckt ranzig bzw. bitter. Deshalb sollte man Leinöl direkt bei einer Ölmühle bestellen, dann ist es bei Auslieferung in der Regel nur wenige Tage alt. Im Spreewald stellt man seit Generationen gutes Leinöl her. Bestellt man mehrere Flaschen, sollte man eine im Kühlschrank, die anderen im Gefrierschrank aufbewahren.
Hinweis: Zum Braten eigenen sich am besten Butter (geklärte Butter = Ghee, im Handel als Butterschmalz erhältlich) und Kokosöl, da beide über einen hohen Anteil an gesättigten Fettsäuren verfügen. Auch Olivenöl lässt sich verwenden, allerdings nicht bei zu hohen Temperaturen.

1.7 Getreide & Pseudogetreide - Einfluss auf Gelenkerkrankungen

Da Getreide bei uns eines der Hauptnahrungsmittel ist, sollen im Folgenden die gesundheitlichen Eigenschaften verschiedener Getreidearten behandelt werden, insbesondere im Hinblick auf ihren Einfluss auf Gelenkerkrankungen wie Arthrose und rheumatoide Arthritis. Neuere wissenschaftliche Erkenntnisse weisen darauf hin, dass der Gehalt an **ATIs** (Amylase-Trypsin-Inhibitoren), der je nach Getreideart unterschiedlich hoch ist, maßgeblichen Anteil an Entzündungsgeschehen und damit an degenerativen Prozessen haben kann. Man weiß heute, dass ATIs **Allergien** sowie **chronische entzündliche Erkrankungen** sehr negativ beeinflussen können. Doch bevor wir näher auf die Wirkung von ATIs eingehen, hier zunächst die gängigsten Getreide- und Pseudogetreidearten:

Weizen:
Inhaltsstoffe: Kohlenhydrate, Proteine (incl. der Aminosäure **Arginin**), Ballaststoffe, Vitamine (B-Vitamine, Vitamin E, Vitamin K), Mineralstoffe (Eisen, Magnesium, Zink). Gesamteiweißgehalt: Ca. 10-15%

Mittlerer Glutengehalt: Ca. 8-15%
Mittlerer Gehalt an ATIs: Ca. 0,2-0,5%
Immunologische ATI-Aktivität: Hoch (100%)
Entzündungshemmend: Nicht signifikant
Gesundheitsbewertung: Für die meisten Menschen gesundheitsfördernd, jedoch kann der hohe Gehalt an Gluten und ATIs bei empfindlichen Personen problematisch sein.

Roggen:
Inhaltsstoffe: Kohlenhydrate, Proteine, Ballaststoffe, Vitamine (B-Vitamine, Vitamin E), Mineralstoffe (Eisen, Magnesium, Zink)
Gesamteiweißgehalt: Ca. 9-15%
Mittlerer Glutengehalt: Ca. 2-5%
Mittlerer Gehalt an ATIs: Ca. 0,1-0,4%
Immunologische ATI-Aktivität: Hoch (100%)
Entzündungshemmend: Kann entzündungshemmende Eigenschaften haben, besonders aufgrund des hohen Ballaststoffgehalts.
Gesundheitsbewertung: Gesundheitsfördernd, vor allem aufgrund des hohen Ballaststoffgehalts.

Gerste:
Inhaltsstoffe: Kohlenhydrate, Proteine, Ballaststoffe, Vitamine (B-Vitamine, Vitamin E), Mineralstoffe (Eisen, Magnesium, Zink).
Gesamteiweißgehalt: Ca. 9-12%
Mittlerer Glutengehalt: Ca. 5-8%
Mittlerer Gehalt an ATIs: Ca. 0,1-0,3%
Immunologische ATI-Aktivität: Hoch (100%)
Entzündungshemmend: Kann entzündungshemmende Eigenschaften haben, besonders aufgrund des hohen Ballaststoffgehalts.
Gesundheitsbewertung: Gesundheitsfördernd, insbesondere aufgrund des Ballaststoffgehalts und des Potentials zur Senkung des Cholesterinspiegels.

Emmer:
Inhaltsstoffe: Ähnlich wie Weizen, aber mit höherem Gehalt an Proteinen, Mineralstoffen (insbesondere Eisen, Magnesium und Zink) und Vitaminen (insbesondere Vitamin E, Thiamin, Riboflavin, Niacin, Vitamin B6 und Folat).
Gesamteiweißgehalt: Ca. 14-18%.
Mittlerer Glutengehalt: Ca. 9-12%.
Mittlerer Gehalt an ATIs: Ca. 0,05-0,2%.
Immunologische ATI-Aktivität: Hoch (100%)
Entzündungshemmend: Enthält bioaktive Verbindungen mit potenziell entzündungshemmenden Eigenschaften.

Gesundheitsbewertung: Emmer ist reich an Proteinen und Mineralstoffen, darunter Eisen, Magnesium und Zink, sowie an Vitamin E und verschiedenen B-Vitaminen. Es kann eine wertvolle Ergänzung zu einer ausgewogenen Ernährung sein und möglicherweise entzündungshemmende Eigenschaften aufweisen.

Dinkel:
Inhaltsstoffe: Kohlenhydrate, Proteine (incl. der Aminosäure Arginin), Ballaststoffe, Vitamine (B-Vitamine), Mineralstoffe (Eisen, Magnesium, Zink, Kieselsäure).
Gesamteiweißgehalt: Ca. 15-17%
Mittlerer Glutengehalt: Ca. 10-15%
Mittlerer Gehalt an ATIs: Ca. 0,2-0,5%
Immunologische ATI-Aktivität: Hoch (100%)
Entzündungshemmend: Nicht signifikant
Gesundheitsbewertung: Einige Menschen finden, dass Dinkel besser verträglich ist als Weizen. Dies liegt möglicherweise daran, dass die Klebeeigenschaften von Dinkel-Gluten weniger intensiv sind als bei Weizen. Zudem enthält Dinkel oft mehr Ballaststoffe, was vorteilhaft für die Verdauung und die allgemeine Gesundheit des Verdauungssystems ist. Was den Nährstoffgehalt des Dinkels betrifft, so ist dieser ähnlich dem von Weizen, einschließlich der Kohlenhydrate, Proteine, Ballaststoffe, Vitamine und Mineralstoffe. Untersuchungen zeigten allerdings, dass Dinkel im Vergleich zu Weizen etwas höhere Gehalte an einigen Mineralstoffen wie Eisen und Zink aufweist. Auch deuten sie darauf hin, dass Dinkel einen geringeren glykämischen Index hat, was bedeutet, dass er den Blutzuckerspiegel weniger beeinflusst. Dies kann für Menschen mit Diabetes oder solche, die ihren Blutzuckerspiegel kontrollieren möchten, vorteilhaft sein.

Khorasan-Weizen (Kamut[(R)]):
Inhaltsstoffe: Ähnlich wie Weizen, aber mit höherem Gehalt an Proteinen (incl. der Aminosäure **Arginin**), Mineralstoffen (insbesondere Zink, Magnesium, Selen und Phosphor) und Vitaminen (insbesondere Vitamin E, Thiamin, Riboflavin, Niacin, Vitamin B6 und Folat).
Gesamteiweißgehalt: Ca. 15-20%
Mittlerer Glutengehalt: Ca. 1-3%
Mittlerer Gehalt an ATIs: Ca. 0,1-0,4%
Immunologische ATI-Aktivität: Mittelhoch bis hoch (< 100%) - Es gibt Hinweise, dass Khorasan-Weizen, was die ATI-Aktivität betrifft, besser verträglich ist als Weizen und Entzündungsmediatoren wie IL-6, IL-12 und TNF-α hemmt.
Entzündungshemmend: Enthält bioaktive Verbindungen mit entzündungshemmenden Eigenschaften (hemmt IL-6, IL-12 und TNF-α).
Gesundheitsbewertung: Klinische Studien zeigten, dass die Beschwerden bei Reizdarmpatienten im Zuge einer Umstellung von Weizen auf Khorasan-Weizen abnehmen. Auch konnte eine positive Wirkung auf das Darm-Mikrobiom nachgewiesen werden, und es gibt Hinweise auf potentiell günstige Effekte bei Patienten mit Diabetes Typ 2.

Hafer:
Inhaltsstoffe: Kohlenhydrate, Proteine (incl. der Aminosäure Arginin), Ballaststoffe, Vitamine (B-Vitamine, Vitamin E), Mineralstoffe (Eisen, Magnesium, Zink).
Gesamteiweißgehalt: Ca. 12-15%
Mittlerer Glutengehalt: Ca. 1-2% (aber häufig durch Kreuzkontamination mit Weizen belastet)
Mittlerer Gehalt an ATIs: **Sehr gering** (0,01-0,1%)
Immunologische ATI-Aktivität: Sehr niedrig (< 2%)
Entzündungshemmend: Kann entzündungshemmende Eigenschaften haben, besonders aufgrund des hohen Ballaststoffgehalts und des Beta-Glucan-Anteils.
Gesundheitsbewertung: Gesundheitsfördernd, besonders für die Herzgesundheit aufgrund des hohen Ballaststoffgehalts und des Beta-Glucan-Anteils.

Mais:
Inhaltsstoffe: Kohlenhydrate, Proteine, Ballaststoffe, Vitamine (Vitamin A, B-Vitamine, Vitamin C), Mineralstoffe (Eisen, Magnesium, Zink).
Gesamteiweißgehalt: Ca. 8-10%
Mittlerer Glutengehalt: Glutenfrei
Mittlerer Gehalt an ATIs: **Sehr gering** (< 0,03%)
Immunologische ATI-Aktivität: Sehr niedrig (< 2%)
Entzündungshemmend: Kann entzündungshemmende Eigenschaften haben, besonders bei Verzehr von Vollkornmais.
Gesundheitsbewertung: Gesundheitsfördernd, insbesondere wenn Vollkornmais gegessen wird, aufgrund des hohen Ballaststoffgehalts und der Antioxidantien.

Reis:
Inhaltsstoffe: Kohlenhydrate, Proteine, Ballaststoffe, Vitamine (B-Vitamine), Mineralstoffe (Eisen, Magnesium, Zink).
Gesamteiweißgehalt: Ca. 7-9%
Mittlerer Glutengehalt: Glutenfrei
Mittlerer Gehalt an ATIs: **Sehr gering** (< 0,03%)
Immunologische ATI-Aktivität: Sehr niedrig (< 2%)
Entzündungshemmend: Kann entzündungshemmende Eigenschaften haben, hier besonders der Vollkornreis.
Gesundheitsbewertung: Gesundheitsfördernd, insbesondere Vollkornreis, der einen hohen Ballaststoffgehalt und Antioxidantien aufweist.

Buchweizen:
Inhaltsstoffe: Kohlenhydrate, Proteine (incl. der Aminosäure Arginin), Ballaststoffe, Vitamine (B-Vitamine, Vitamin E), Mineralstoffe (Eisen, Magnesium, Zink).
Gesamteiweißgehalt: Ca. 10-12%

Mittlerer Glutengehalt: Glutenfrei
Mittlerer Gehalt an ATIs: **Sehr gering** ($< 0,03\%$)
Immunologische ATI-Aktivität: Niedrig bis moderat (2-10%)
Entzündungshemmend: Kann entzündungshemmende Eigenschaften haben, besonders aufgrund des hohen Gehalts an Rutin.
Gesundheitsbewertung: Gesundheitsfördernd, besonders für Menschen mit Gluten-Unverträglichkeit, aufgrund seines hohen Gehalts an Rutin und seiner Nährstoffdichte.

Hirse:
Inhaltsstoffe: Kohlenhydrate, Proteine (incl. der Aminosäure Arginin), Ballaststoffe, Vitamine (B-Vitamine, Vitamin E), Mineralstoffe (Eisen, Magnesium, Zink).
Gesamteiweißgehalt: Ca. 10-12%
Mittlerer Glutengehalt: Glutenfrei
Mittlerer Gehalt an ATIs: **Sehr gering** ($< 0,02\%$)
Immunologische ATI-Aktivität: Sehr niedrig ($< 2\%$)
Entzündungshemmend: Enthält bioaktive Verbindungen mit entzündungshemmenden Eigenschaften.
Gesundheitsbewertung: Hirse gilt als glutenfrei und ist für Menschen mit Gluten-Unverträglichkeit eine gute Alternative. Sie enthält viele wichtige Nährstoffe und kann Teil einer ausgewogenen Ernährung sein.

Braunhirse:
Inhaltsstoffe: Kohlenhydrate, Proteine (incl. der Aminosäure Arginin); der Gehalt an Ballaststoffen und Mineralstoffen ist höher als bei Hirse.
Gesamteiweißgehalt: Ca. 12-14%
Mittlerer Glutengehalt: Glutenfrei
Mittlerer Gehalt an ATIs: **Sehr gering** ($< 0,03\%$)
Immunologische ATI-Aktivität: Sehr niedrig ($< 2\%$)
Entzündungshemmend: Enthält bioaktive Verbindungen mit entzündungshemmenden Eigenschaften.
Gesundheitsbewertung: Braunhirse ist besonders reich an Nährstoffen und Ballaststoffen. Sie kann dazu beitragen, den Blutzuckerspiegel zu regulieren und die Verdauung zu fördern. Braunhirse soll einen sehr günstigen Einfluss auf Arthritis bzw. Arthrose haben.

Amaranth:
Inhaltsstoffe: Kohlenhydrate, Proteine, Ballaststoffe, Vitamine (B-Vitamine, Vitamin E), Mineralstoffe (Eisen, Magnesium, Zink).
Gesamteiweißgehalt: Ca. 14-16%
Mittlerer Glutengehalt: Glutenfrei
Mittlerer Gehalt an ATIs: **Sehr gering** (0,02-0,03%)
Immunologische ATI-Aktivität: Sehr niedrig ($< 2\%$)

Entzündungshemmend: Enthält bioaktive Stoffe mit anti-entzündlichen Eigenschaften.
Gesundheitsbewertung: Amaranth ist glutenfrei und eine gute Quelle für Proteine sowie wichtige Nährstoffe. Es kann die Gesundheit des Herzens fördern und Entzündungen im Körper reduzieren.

Quinoa:
Inhaltsstoffe: Kohlenhydrate, Proteine (incl. der Aminosäure Arginin), Ballaststoffe, Vitamine (B-Vitamine, Vitamin E), Mineralstoffe (Eisen, Magnesium, Zink).
Gesamteiweißgehalt: Ca. 14-16%
Mittlerer Glutengehalt: Glutenfrei
Mittlerer Gehalt an ATIs: **Sehr gering** (0,02-0,03%)
Immunologische ATI-Aktivität: Niedrig (2-10%)
Entzündungshemmend: Enthält bioaktive Verbindungen mit entzündungshemmenden Eigenschaften.
Gesundheitsbewertung: Quinoa ist glutenfrei und eine gute Quelle für Proteine sowie wichtige Nährstoffe. Es kann die Gesundheit des Herzens fördern und Entzündungen im Körper reduzieren.

Sorghum:
Inhaltsstoffe: Kohlenhydrate, Proteine, Ballaststoffe, Vitamine (B-Vitamine, Vitamin E), Mineralstoffe (Eisen, Magnesium, Zink).
Gesamteiweißgehalt: Ca. 10-13%
Glutengehalt: Glutenfrei
Gehalt an ATIs: **Sehr gering** (0,1-0,2%)
Immunologische ATI-Aktivität: Niedrig bis moderat (2-10%)
Entzündungshemmend: Kann entzündungshemmende Eigenschaften haben, insbesondere aufgrund des Gehaltes an bioaktiven Stoffen.
Gesundheitsbewertung: Gesundheitsfördernd, insbesondere aufgrund des hohen Ballaststoffgehalts und des Vorhandenseins von wichtigen Vitaminen und Mineralstoffen.

Teff:
Inhaltsstoffe: Kohlenhydrate, Proteine, Ballaststoffe, Vitamine (B-Vitamine, Vitamin C), Mineralstoffe (Eisen, Kalzium).
Gesamteiweißgehalt: Ca. 10-13%.
Glutengehalt: Glutenfrei.
Gehalt an ATIs: **Sehr gering** (0,2-0,4%)
Immunologische ATI-Aktivität: Niedrig bis moderat (2-10%)
Entzündungshemmend: Kann entzündungshemmende Eigenschaften haben, insbesondere aufgrund des Gehaltes an bioaktiven Stoffen.
Gesundheitsbewertung: Gesundheitsfördernd, insbesondere aufgrund des hohen Ballaststoffgehalts und des Vorhandenseins von wichtigen Vitaminen und Mineralstoffen.

1.8 ATI-Sensitivität - eine heimtückische Angelegenheit

Wir haben die gebräuchlichsten Arten von Getreide und Pseudogetreidearten kennengelernt. Sie unterscheiden sich u.a. durch ihren Gesamteiweißgehalt, den Gehalt an Gluten und ATIs (Amylase-Trypsin-Inhibitoren). Gluten ist heute allgemein bekannt und gilt als Auslöser der Zöliakie, einer Erkrankung, die Merkmale einer Autoimmunerkrankung und Symptome großer Bandbreite zeigt, aber unter einer strengen glutenfreien Diät wieder abklingt. Weniger Beachtung haben bisher die ATIs gefunden, die in allen gängigen Getreidesorten vorhanden sind und zu den *wahren Übeltätern* zählen:

ATIs sind eine Gruppe miteinander verwandter Getreideproteine, die ausschließlich Zellen des angeborenen Immunsystems stimulieren. Sie binden nach dem Schlüssel-Schloss-Prinzip an den sogenannten Toll-like-Rezeptor-4 (TLR-4), der hauptsächlich auf den Zellen des angeborenen Immunsystems sitzt, nämlich den Makrophagen, Monozyten und dendritischen Zellen im Darm.

TLR-4 ist eine Art von Wächtermolekül. Wenn ATIs in unseren Darm gelangen, werden sie von TLR-4 sofort als Feind erkannt, worauf als Abwehrreaktion eine Signalkaskade ausgelöst wird, welche die Freisetzung von pro-entzündlichen Zytokinen und Chemokinen stimuliert. Dies führt im Darm selbst nur zu einer leichten, oft kaum bemerkten Entzündung. Aber die im Darm durch ATIs aktivierten Immunzellen (vorwiegend dendritische Zellen) bleiben nicht im Darm, sondern migrieren in die umgebenden Lymphknoten, um dort den T-Zellen des adaptiven Immunsystems die ATI-Antigene zu präsentieren. Falls nun gleichzeitig eine Autoimmunerkrankung vorliegt, befinden sich in den Lymphknoten auch über den Blutstrom eingewanderte T-Zellen, die aus Körperregionen stammen, die von chronischer Entzündung infolge Autoimmunreaktion betroffen sind (z.B. rheumatoide Arthritis, multiple Sklerose, Hashimoto-Thyroiditis). Es handelt sich also um T-Zellen, die ohnehin schon eine chronische Entzündung befeuern und nun durch Kontakt mit den ATI-aktivierten Immunzellen aus dem Darm noch agressiver werden. Autoimmunkrankheiten wie **rheumatoide Arthritis** werden also verschlimmert.

Aber damit nicht genug: ATIs verstärken, unabhängig von der Kalorienzufuhr oder Nahrungsmittelzusammensetzung, Fettleibigkeit und Fettleberhepatis dramatisch. Es zeigte sich, **dass ATIs das Körpergewicht um bis zu 10% steigern können** und damit das Risiko für Typ-2-Diabetes, kardiovaskuläre Erkrankungen und Leberzirrhose infolge Fettleberentzündung deutlich erhöhen. Im Umkehrschluss bedeutet das aber auch, dass man **durch eine ATI-reduzierte Ernährung bis zu 10% an Gewicht abnehmen kann, ohne weniger zu essen**.

Indes lassen sich die meisten Autoimmunerkrankungen durch eine um 95% ATI-reduzierte Diät deutlich bessern. Einige Menschen erfahren diese Besserung allerdings erst, wenn sie

ATIs ganz aus ihrer Nahrung verbannen. Eine ATI-Reduzierung hilft jedoch nicht allein bei Autoimmunkrankheiten sondern auch bei anderen chronischen bzw. immunreaktiven entzündlichen Erkrankungen wie Allergien (z.B. allergisches Asthma, allergische Hautreaktionen), denn **ATIs können Allergien und Entzündungen generell verstärken**. In manchen Fällen werden auch diffuse Allgemeinbeschwerden (Erschöpfung, Konzentrationsschwäche, Gliederschmerzen, häufige Erkältungssymptome) deutlich gebessert.

ATIs lösen also im Darm eine leichte Entzündung aus, die für gesunde Personen völlig unproblematisch ist. Doch bei Menschen mit chronischen Erkrankungen führen sie durch Intensivierung bzw. Verstärkung bereits aktivierter entzündlicher Prozesse zu einer Verschlimmerung des chronischen Krankheitsgeschehens *(Schuppan)*.

Somit steht fest: Autoimmunbedingte Erkrankungen wie rheumatoide Arthritis und damit verbundene degenerative Gelenkveränderungen wie Arthrose, aber auch andere chronische Entzündungen können durch eine zu 95% ATI-reduzierte oder ATI-freie Ernährung deutlich gebessert werden.

Wer unter entzündlichen Gelenkbeschwerden leidet (wenn die Kniegelenke sich abends heiß anfühlen und morgens steif sind), sollte alle vor- und nachgenannten Empfehlungen um eine ATI-reduzierte bzw. ATI-freie Diät ergänzen.

Hinweis: Generell lohnt es sich, für einige Zeit eine glutenfreie und damit weitgehend ATI-reduzierte Ernährung auszuprobieren, denn ATIs können für vieles verantwortlich sein, vielleicht auch für Krankheiten und Beschwerden, an die man am wenigsten denkt. Allerdings reicht es dann nicht, bestimmte Brotsorten zu meiden. ATIs können auch in allen möglichen **industriell verarbeiteten Fertigprodukten** enthalten sein, weshalb es wichtig ist, die Zutatenliste zu beachten.

Eine **hohe ATI-Aktivität** zeigen Weizen, Dinkel, Emmer, Einkorn, Roggen und Gerste. Nahrungsmittel mit **niedriger ATI-Aktivität** sind Soja, Quinoa, Buchweizen, Erbsen und Reis (Variante 1). Eine **sehr niedrige ATI-Aktivität** weisen Reis (Variante 2), Hirse, Hafer, Mais und Amaranth auf. **Durch Kochen oder Backen wird die ATI-Aktivität um 20-30% vermindert** (*Zevallos et al*, 2017). Auch die Sauerteigfermentierung wirkt sich günstig auf den ATI-Gehalt aus: Es gibt einige Studien, die darauf hindeuten, dass der Sauerteigprozess den Gehalt an ATIs signifikant senken kann. In einer Studie wurde beispielsweise festgestellt, dass der Gehalt an ATIs in **Sauerteigbrot** im Vergleich zu Hefebrot um etwa 50-75% reduziert war. Eine andere Studie ergab eine Verminderung um etwa 50-80%. Ganz gleich wie hoch die Minderung von ATIs letztlich ausfällt, es lohnt sich in jedem Fall, nur noch Sauerteigbrot zu essen.

1.9 Die Rolle der Nahrungsergänzung bei der Knorpelregeneration

Oftmals schaffen wir es nicht (aus welchen Gründen auch immer), den erhöhten Bedarf an wichtigen Vital- und Nährstoffen allein durch die Nahrung abzudecken. Im Folgenden werden daher Stoffe genannt, die für die Gelenkgesundheit wichtig sind und gegebenenfalls zur Nahrungsergänzung dienen können:

Vitamin D3:

Nahrungsmittel reich an Vitamin D3: Zu den Lebensmitteln, die natürlicherweise reich an Vitamin D3 sind, gehören fetter Fisch (z. B. Lachs, Makrele, Hering), Lebertran, Eigelb und Pilze, insbesondere solche, die UV-Licht ausgesetzt wurden.
Positive Wirkung auf die Gelenkgesundheit bzw. Knorpelregeneration: Vitamin D3 spielt eine entscheidende Rolle bei der Regulation des Kalziumstoffwechsels, der für die Knochengesundheit wichtig ist. Es gibt Hinweise darauf, dass ein ausreichender Vitamin-D-Spiegel mit einer verbesserten Gelenkgesundheit in Verbindung gebracht werden kann. Vitamin D3 kann auch die Knorpelregeneration unterstützen, indem es die Expression von Genen fördert, die für die Synthese von Knorpelmatrixproteinen wichtig sind.
Signalweg und Wirkmechanismus: Vitamin D3 bindet an den Vitamin-D-Rezeptor, der in verschiedenen Geweben einschließlich Knochen und Knorpel exprimiert wird (VDR). Durch die Aktivierung des VDR beeinflusst Vitamin D3 die Expression von Genen, die an der Regulation des Kalzium- und Phosphatstoffwechsels beteiligt sind und solchen, die für die Zellproliferation und Differenzierung wichtig sind.
Entzündungshemmende Wirkung: Vitamin D3 kann indirekt entzündungshemmende Effekte haben, indem es die Expression von anti-entzündlichen Zytokinen wie Interleukin-10 (IL-10) erhöht und die Produktion pro-entzündlicher Zytokine wie Tumor-Nekrose-Faktor-alpha (TNF-α) und Interleukin-6 (IL-6) hemmt.
Hinweis: Vitamin D3 ist, oft kombiniert mit Vitamin K2, in Form von Tropfen oder Tabletten im Handel und sollte besonders im Herbst und Winter ergänzend zur Nahrung eingenommen werden. Dosierung gemäß ärztlicher Verordnung oder Herstellerangabe.

Vitamin K2:

Nahrungsmittel reich an Vitamin K2: Zu den Lebensmitteln, die reich an Vitamin K2 sind, gehören fermentierte Lebensmittel wie Natto (eine japanische Spezialität aus fermentierten Sojabohnen), Käse (insbesondere Hartkäse), Leber und Fleisch.
Positive Wirkung auf die Gelenkgesundheit bzw. Knorpelregeneration: Vitamin K2 spielt eine wichtige Rolle bei der Regulation des Kalziumstoffwechsels und der Knochengesundheit. Es kann die Knorpelregeneration unterstützen, indem es die Aktivität von Proteinen fördert, die an der Mineralisierung des Knorpels beteiligt sind.
Signalweg und Wirkmechanismus: Vitamin K2 aktiviert Proteine wie Osteocalcin und

Matrix-GLA-Protein, die an der Mineralisierung des Knochens und der Regulierung des Kalziumstoffwechsels beteiligt sind. Durch diese Aktivierung trägt Vitamin K2 zur Knochengesundheit und potenziell auch zur Knorpelregeneration bei.

Entzündungshemmende Wirkung: Es gibt Hinweise, dass Vitamin K2 entzündungshemmende Eigenschaften hat, jedoch sind weitere Studien erforderlich, um dies zu bestätigen.

Hinweis: Vitamin K2 ist in Form von Tropfen oder Tabletten im Handel. Es wird auch von bestimmten Darmbakterien hergestellt.

Glucosaminsulfat:

Nahrungsmittel reich an Glucosamin: Glucosamin (eine Verbindung von Glucose und einer Aminogruppe) wird hauptsächlich aus Schalentieren (vor allem Krabben, Garnelen und Hummer) gewonnen und dann mittels Schwefelsäure-Sulfatierung zu Glucosaminsulfat umgewandelt. Allerdings gibt es inzwischen Verfahren, Glucosaminsulfat auch auf pflanzlicher Basis herzustellen.

Positive Wirkung auf die Gelenkgesundheit: Glucosaminsulfat ist damit ein Baustein für Knorpelgewebe und kann zur Regeneration von geschädigtem Knorpel beitragen. Es wird häufig zur Linderung von Gelenkschmerzen und zur Verbesserung der Gelenkfunktion eingesetzt.

Signalweg und Wirkmechanismus: Glucosaminsulfat stimuliert die Produktion von Proteoglykanen und Kollagen, die wichtige Bestandteile des Knorpelgewebes sind. Es kann auch entzündungshemmende Eigenschaften haben und die Produktion von entzündungsfördernden Molekülen hemmen.

Entzündungshemmende Wirkung: Glucosaminsulfat kann Entzündungen reduzieren, indem es die Produktion von entzündungsfördernden Molekülen und Zytokinen hemmt.

Hinweis: Glucosaminsulfat ist als Fertigpräparat, oftmals kombiniert mit anderen für die Gelenkgesundheit wichtigen Stoffen, u.a. in Drogeriemärkten erhältlich.

Chondroitinsulfat:

Quellen: Chondroitinsulfat ist eine Verbindung, die z.B. in Grünlippmuscheln sowie im Knorpelgewebe von Tieren vorkommt. Darüber hinaus wird es im Körper selbst von den Chondrozyten gebildet, indem diese zuerst Glucosamin herstellen, das dann durch Erzeugung und enzymatische Sulfatierung von Glykosaminoglykanen u.a. zu Chondroitinsulfat synthetisiert wird. Schwefel, als Bestandteil dieser Verbindung, spielt eine große Rolle bei der Stabilisierung von Knorpelstrukturen und der Modulation entzündlicher Prozesse.

Positive Wirkung auf die Gelenkgesundheit: Chondroitinsulfat ist ein wichtiger Bestandteil des Knorpelgewebes und kann zur Regeneration von geschädigtem Knorpel beitragen. Es wird häufig zur Linderung von Gelenkschmerzen und zur Verbesserung der Gelenkfunktion eingesetzt.

Signalweg und Wirkmechanismus: Chondroitinsulfat bildet komplexe Strukturen mit

Proteoglykanen, die für die Elastizität und Festigkeit des Knorpels wichtig sind. Es kann auch entzündungshemmende Eigenschaften haben und die Produktion von entzündungsfördernden Molekülen hemmen.

Entzündungshemmende Wirkung: Chondroitinsulfat kann Entzündungen vermindern, indem es die Produktion von entzündungsfördernden Molekülen und Zytokinen hemmt.

Hinweis: Chondroitinsulfat ist u.a. in Drogeriemärkten, oftmals kombiniert mit Glucosaminsulfat, Vitaminen und Mineralstoffen als Fertigpräparat erhältlich.

Rindergelatine:

Quellen: Rindergelatine wird aus Kollagen, dem Hauptprotein in Tierhäuten und Knochen, hergestellt. Sie wird in vielen Lebensmitteln wie Gummibärchen, Marshmallows, Gelatine-Desserts und Suppen verwendet.

Positive Wirkung auf die Gelenkgesundheit: Rindergelatine enthält Kollagen, das ein wichtiger Bestandteil des Knorpelgewebes ist. Sie kann die Gelenkgesundheit unterstützen, indem sie die Kollagenproduktion fördert und die Regeneration von geschädigtem Knorpelgewebe unterstützt.

Signalweg und Wirkmechanismus: Die Aminosäuren in Rindergelatine sind Bausteine für die Synthese von Kollagen und anderen strukturellen Proteinen im Knorpelgewebe. Sie können auch entzündungshemmende Eigenschaften haben und die Produktion von entzündungsfördernden Molekülen hemmen.

Entzündungshemmende Wirkung: Rindergelatine kann Entzündungen reduzieren, indem sie die Produktion von entzündungsfördernden Molekülen und Zytokinen hemmt.

Hinweis: Rindergelatine ist als Pulver im Handel erhältlich.

Kollagenhydrolysat:

Quellen: Kollagenhydrolysat wird durch die Hydrolyse aus Kollagen tierischer Herkunft (Haut, Knochen und Knorpel) gewonnen. Es wird häufig in Nahrungsergänzungsmitteln verwendet.

Positive Wirkung auf die Gelenkgesundheit: Kollagenhydrolysat ist reich an Aminosäuren, die für die Synthese von Kollagen und anderen strukturellen Proteinen im Knorpelgewebe wichtig sind. Es kann die Gelenkgesundheit unterstützen, indem es die Kollagenproduktion fördert und die Regeneration von geschädigtem Knorpelgewebe unterstützt.

Signalweg und Wirkmechanismus: Die Aminosäuren in Kollagenhydrolysat sind Bausteine für die Synthese von strukturellen Proteinen im Knorpelgewebe. Es kann auch entzündungshemmende Eigenschaften haben und die Produktion von entzündungsfördernden Molekülen hemmen.

Entzündungshemmende Wirkung: Kollagenhydrolysat kann Entzündungen reduzieren, indem es die Produktion von entzündungsfördernden Molekülen und Zytokinen hemmt.

Hinweis: Kollagenhydrolysat ist als Pulver im Handel erhältlich.

Vitamin A:

Nahrungsmittel reich an Vitamin A: Leber, Karotten, Süßkartoffeln, Spinat, Grünkohl, Mangos, Papaya, Kürbis.

Positive Wirkung auf die Gelenkgesundheit: Vitamin A ist wichtig für die Knochenentwicklung und kann somit indirekt die Gelenkgesundheit unterstützen. Ein Mangel an Vitamin A kann zu Problemen im Knochenstoffwechsel führen.

Signalweg und Wirkmechanismus: Vitamin A ist an der Regulation der Genexpression beteiligt, die für die Knochenentwicklung und den Knochenstoffwechsel wichtig ist.

Entzündungshemmende Wirkung: Vitamin A kann eine Rolle bei der Regulation des Immunsystems spielen und somit entzündungshemmend wirken.

Vitamin C:

Nahrungsmittel reich an Vitamin C: Paprika, Brokkoli, Kohl, Zitronen, Orangen, Erdbeeren, Kiwis.

Positive Wirkung auf die Gelenkgesundheit: Vitamin C ist wichtig für die Kollagenbildung, die für die Gelenkgesundheit entscheidend ist. Ein Mangel an Vitamin C kann zu Problemen mit dem Bindegewebe und den Gelenken führen.

Signalweg und Wirkmechanismus: Vitamin C ist ein Cofaktor für die Enzyme, die an der Kollagenbildung beteiligt sind. Es unterstützt auch die Produktion von Knorpelgewebe.

Entzündungshemmende Wirkung: Vitamin C kann als Antioxidans wirken und Entzündungen reduzieren, indem es die Bildung von reaktiven Sauerstoffspezies (ROS) hemmt.

Vitamin E:

Nahrungsmittel reich an Vitamin E: Vitamin E kommt in Lebensmitteln wie Nüssen (insbesondere Mandeln und Sonnenblumenkernen), Samen, Pflanzenölen (wie Sonnenblumenöl und Weizenkeimöl) und grünen Blattgemüsen vor.

Positive Wirkung auf die Gelenkgesundheit: Vitamin E kann als Antioxidans wirken und die Zellen vor oxidativem Stress schützen, was sich positiv auf die Gelenkgesundheit auswirken kann, indem es Entzündungen reduziert.

Signalweg und Wirkmechanismus: Vitamin E neutralisiert freie Radikale und schützt so die Zellen vor oxidativem Stress. Es kann auch die Expression von entzündlichen Zytokinen hemmen.

Entzündungshemmende Wirkung: Vitamin E kann Entzündungen reduzieren, indem es die Bildung von pro-entzündlichen Zytokinen wie Interleukin-1 (IL-1) und Tumornekrosefaktor-alpha (TNF-α) hemmt.

Hinweis: Vitamin E ist in Kapselform im Handel erhältlich. Allerdings ist bei gesunder, ausgewogener Ernährung keine zusätzlich Gabe erforderlich.

Folsäure:

Nahrungsmittel reich an Folsäure: Folsäure kommt vor allem in grünem Blattgemüse (wie Spinat und Grünkohl), Hülsenfrüchten (wie Linsen und Kichererbsen), Avocados, Zitrusfrüchten, und Vollkornprodukten vor.
Positive Wirkung auf die Gelenkgesundheit: Folsäure ist wichtig für die Zellteilung und -reparatur, was auch für die Regeneration von Knorpelgewebe wichtig ist.
Signalweg und Wirkmechanismus: Folsäure ist an der DNA-Synthese und der Methylierung beteiligt, die für die Zellteilung und -reparatur erforderlich sind.
Entzündungshemmende Wirkung: Es gibt Hinweise darauf, dass Folsäure entzündungshemmende Eigenschaften hat, doch zur Bestätigung sind weitere Studien erforderlich.

Oligomere Proanthocyanidine (OPC):

Nahrungsmittel reich an OPC: OPC sind in vielen Obstsorten enthalten, insbesondere in Weintrauben (in den Traubenkernen), Waldheidelbeeren, Aroniabeeren, Schwarzen Johannisbeeren und Holunderbeeren.
Positive Wirkung auf die Gelenkgesundheit: OPC haben starke antioxidative Eigenschaften, die zur Gelenkgesundheit beitragen können, indem sie Entzündungen reduzieren und die Kollagenbildung fördern.
Signalweg und Wirkmechanismus: OPC neutralisieren freie Radikale und schützen so die Gelenke vor oxidativem Stress. Sie können auch die Produktion von entzündungsfördernden Molekülen und Zytokinen hemmen.
Entzündungshemmende Wirkung: OPC wirken entzündungshemmend, indem sie die Aktivität von entzündungsfördernden Enzymen und die Freisetzung pro-entzündlicher Zytokinen reduzieren.

Bor:

Nahrungsmittel reich an Bor: Bor kommt in vielen Lebensmitteln vor, insbesondere in Nüssen (Mandeln, Walnüssen), Hülsenfrüchten, Feldsalat, Obst, Gemüse und Vollkornprodukten.
Positive Wirkung auf die Gelenkgesundheit: Bor spielt eine Rolle bei der Knochengesundheit, indem es die Kollagenbildung und die Mineralisierung des Knochens unterstützt. Es kann auch entzündungshemmende Eigenschaften haben.
Signalweg und Wirkmechanismus: Bor reguliert den Stoffwechsel von Kalzium, Magnesium und Vitamin D, die für die Knochengesundheit wichtig sind. Es gibt Hinweise darauf, dass Bor mittelbar an der Produktion von anti-entzündlichen Molekülen und Zytokinen beteiligt ist.
Entzündungshemmende Wirkung: Bor hat vermutlich entzündungshemmende Eigenschaften, jedoch sind weitere Studien erforderlich, um dies zu bestätigen.

Magnesium:

Nahrungsmittel reich an Magnesium: Magnesium kommt in vielen Lebensmitteln vor, insbesondere in grünem Blattgemüse (wie Spinat und Grünkohl), Nüssen und Samen (wie Mandeln und Sonnenblumenkernen), Vollkornprodukten, Hülsenfrüchten und Fisch.
Positive Wirkung auf die Gelenkgesundheit: Magnesium ist wichtig für die Knochengesundheit, indem es die Knochenfestigkeit unterstützt und die Muskelentspannung fördert. Ein Mangel an Magnesium kann zu Muskelkrämpfen und Gelenkbeschwerden führen.
Signalweg und Wirkmechanismus: Magnesium ist ein Cofaktor für viele Enzyme, die an der Knochenmineralisierung und Muskelkontraktion beteiligt sind. Es reguliert auch den Kalzium- und Vitamin-D-Stoffwechsel.
Entzündungshemmende Wirkung: Magnesium kann Entzündungen vermindern, indem es die Produktion von entzündungsfördernden Molekülen und Zytokinen hemmt.
Hinweis: Magnesium ist in Form von verschiedenen, zu Tabletten gepressten Salzen (Magenesiumchlorid, Magnesiumcitrat etc.) im Handel erhältlich.

Selen:

Nahrungsmittel reich an Selen: Selen ist in Lebensmitteln wie Meeresfrüchten (z.B. Austern, Thunfisch), Fleisch (insbesondere Geflügel), Eiern, Nüssen (vor allem in Paranüssen), Hülsenfrüchten und Vollkornprodukten enthalten.
Positive Wirkung auf die Gelenkgesundheit: Selen hat antioxidative Eigenschaften und kann Entzündungen reduzieren, was zur Gelenkgesundheit beitragen kann. Es spielt auch eine Rolle bei der Regulierung des Immunsystems.
Signalweg und Wirkmechanismus: Selen ist ein Bestandteil von Selenoproteinen, antioxidativen Enzymen, die vor oxidativem Stress schützen. Es kann auch die Produktion von entzündungsfördernden Molekülen und Zytokinen hemmen.
Entzündungshemmende Wirkung: Selen kann Entzündungen reduzieren, indem es die Aktivität von entzündungsfördernden Enzymen und die Freisetzung von entzündungsfördernden Zytokinen hemmt.

Zink:

Nahrungsmittel reich an Zink: Zink kommt in Lebensmitteln wie Fleisch (insbesondere Rindfleisch und Schweinefleisch), Meeresfrüchten (z.B. Austern), Geflügel, Milchprodukten, Nüssen (insbesondere Cashewnüssen und Mandeln) und Vollkornprodukten vor.
Positive Wirkung auf die Gelenkgesundheit: Zink ist wichtig für die Kollagenbildung und die Zellreparatur, was zur Gelenkgesundheit beitragen kann. Es spielt auch eine Rolle bei der Regulation des Immunsystems und von Entzündungsreaktionen.
Signalweg und Wirkmechanismus: Zink ist ein Cofaktor für Enzyme, die an der Kollagenbildung beteiligt sind, und unterstützt die Bildung von gesundem Knorpelgewebe. Es

kann auch die Produktion von entzündungsfördernden Molekülen und Zytokinen hemmen.

Entzündungshemmende Wirkung: Zink kann Entzündungen reduzieren, indem es die Aktivität von entzündungsfördernden Enzymen und die Freisetzung von entzündungsfördernden Zytokinen hemmt.

Hinweis: Zink ist in Form von verschiedenen, zu Tabletten gepressten Salzen im Handel erhältlich.

Arginin:

Nahrungsmittel reich an Arginin: Arginin ist eine semi-essentielle Aminosäure, die in einer Vielzahl proteinreicher Lebensmittel enthalten ist. Dazu gehören vor allem Fleisch (wie Rind- und Schweinefleisch), Geflügel, Fisch, Milchprodukte, Nüsse und Samen.

Positive Wirkung auf die Gelenkgesundheit: Arginin spielt eine wichtige Rolle bei der Produktion von Stickstoffmonoxid (NO) im Körper. Stickstoffmonoxid kann die Blutgefäße erweitern und die Durchblutung verbessern. Dies ist entscheidend für die Versorgung der Gelenke mit Nährstoffen und Sauerstoff. Darüber hinaus kann Arginin die Kollagensynthese fördern, was zur Struktur und Funktion der Gelenke beiträgt.

Signalweg und Wirkmechanismus: Arginin wird im Körper zu Stickstoffmonoxid umgewandelt, hauptsächlich durch das Enzym Stickstoffmonoxid-Synthase (NOS). Stickstoffmonoxid hat die Fähigkeit, die glatte Muskulatur der Blutgefäße zu entspannen, was zu einer Erweiterung der Gefäße (und Blutdrucksenkung) führt. Dies verbessert den Blutfluss zu den Gelenken und fördert deren Gesundheit. Darüber hinaus kann Stickstoffmonoxid entzündliche Prozesse hemmen, indem es die Aktivität pro-entzündlicher Zytokine vermindert.

Antientzündliche Wirkung: Arginin kann Entzündungen reduzieren, indem es die Produktion von entzündungsfördernden Molekülen und Zytokinen hemmt. Ferner trägt Arginin indirekt zur entzündungshemmenden Wirkung bei, indem es selbst in Stickstoffmonoxid umgewandelt wird und dadurch die Gefäßfunktion verbessert und Entzündungsreaktionen im Körper moduliert.

Hinweis: Arginin ist meist in Pulver- oder Kapselform im Handel erhältlich.

Fischöl & Algenöl:

Reiche Quellen für Fischöl: Fetter Fisch wie Lachs, Makrele, Thunfisch und Sardinen ist reich an Omega-3-Fettsäuren wie Eicosapentaensäure (EPA) und Docosahexaensäure (DHA). **Algenöl** ist ebenfalls reich an diesen Verbindungen.

Positive Wirkung auf die Gelenkgesundheit: Omega-3-Fettsäuren in Fischöl haben entzündungshemmende Eigenschaften und können zur Gelenkgesundheit beitragen, indem sie Entzündungen reduzieren und die Gelenkfunktion verbessern.

Signalweg und Wirkmechanismus: EPA und DHA aus Fischöl können die Produktion von entzündungsfördernden Molekülen wie Prostaglandinen und Leukotrienen hemmen und die Aktivität von entzündungsfördernden Zytokinen vermindern.

Entzündungshemmende Wirkung: Omega-3-Fettsäuren wirken entzündungshemmend, indem sie die Produktion von entzündungsfördernden Molekülen und Zytokinen hemmen.

Hinweis: Fischöl und Algenöl sind in flüssiger oder Kapselform im Handel erhältlich.

Heilpflanzen und ihre entzündungshemmenden Wirkstoffe

Grüntee:

Herkunft: Grüner Tee wird aus den Blättern der Camellia sinensis-Pflanze hergestellt und ist reich an Polyphenolen wie Epigallocatechingallat (EGCG).

Positive Wirkung auf die Gelenkgesundheit: Grüner Tee hat entzündungshemmende und antioxidative Eigenschaften, die zur Gelenkgesundheit beitragen können. Er reduziert Entzündungen und unterstützt die Zellregeneration.

Signalweg und Wirkmechanismus: Die Polyphenole im Grüntee, insbesondere EGCG, können die Aktivität von entzündungsfördernden Enzymen wie COX-2 und Lipoxygenase hemmen und die Produktion von pro-entzündlichen Zytokinen vermindern.

Entzündungshemmende Wirkung: Grüner Tee wirkt entzündungshemmend, indem er die Produktion von entzündungsfördernden Molekülen und Zytokinen hemmt sowie die Aktivität von entzündungsfördernden Enzymen reduziert.

Curcumin:

Nahrungsmittel reich an Curcumin: Curcumin ist der Hauptwirkstoff der Gelbwurzel (Kurkuma, u.a. Curcuma longa), die in vielen Curry-Gewürzmischungen verwendet wird. Curcumin kann auch als Nahrungsergänzungsmittel eingenommen werden.

Positive Wirkung auf die Gelenkgesundheit: Curcumin hat entzündungshemmende und antioxidative Eigenschaften, die dazu beitragen können, die Gelenkgesundheit zu verbessern und die Symptome von Arthritis zu lindern.

Signalweg und Wirkmechanismus - Entzündungshemmende Wirkung: *1) Hemmung von Entzündungsenzymen:* Curcumin besitzt die Fähigkeit, die Aktivität von Enzymen zu hemmen, die bei der Entzündungsreaktion mitwirken. Dazu gehören Cyclooxygenase-2 (COX-2) und Lipoxygenase (LOX), die beide für die Produktion von Entzündungsmediatoren wie Prostaglandinen und Leukotrienen verantwortlich sind. Durch Hemmung dieser Enzyme kann Curcumin die Bildung pro-entzündlicher Moleküle drosseln und damit die Entzündungsreaktion abschwächen.

2) Modulation von Entzündungssignalwegen: Curcumin beeinflusst verschiedene Signalwege, die Entzündungsreaktionen steuern. Einer der wichtigsten ist der NF-κB-Signalweg. NF-κB ist ein Transkriptionsfaktor, der die Aktivität von Genen steuert, die an der Entzündungsreaktion beteiligt sind. Curcumin kann die Aktivierung von NF-κB hemmen, indem es die Phosphorylierung und den Abbau seines Inhibitors IκBα bremst, was zu einer verminderten Einwanderung von NF-κB in den Zellkern führt und somit die Expression pro-entzündlicher Gene reduziert.

3) Modulation von Zytokin- und Chemokinproduktion: Curcumin kann die Billdung von pro-entzündlichen Zytokinen und Chemokinen hemmen, die an der Rekrutierung und Aktivierung von Immunzellen während der Entzündungsreaktion beteiligt sind. Dazu gehören Interleukin-1 (IL-1), Interleukin-6 (IL-6), Tumor-Nekrose-Faktor-alpha (TNF-α) sowie Chemokin CCL2 (auch bekannt als MCP-1). Durch die Hemmung der Produktion dieser Entzündungsmediatoren kann Curcumin die Entzündungsreaktion unterdrücken.

Hinweis: Curcumin ist als Nahrungsergänzungsmittel, meist mit Zusatz von Piperin, im Handel. Piperin, ein Bestandteil des Schwarzen Pfeffers, führt zur besseren Aufnahme von Curcumin im Darm. Als Ersatz kann auch gemahlener Koriander dienen. Eine weitere Möglichkeit, um die Resorption von Curcumin zu verbessern, ist die Einkapselung in ein hohles, zylinderförmiges Zuckermolekül (Cyclodextrin), das innen wasserabweisend ist und sich daher eignet, hydrophobe Moleküle wie die von Curcumin einzuschließen, was dessen Bioverfügbarkeit um ein Vielfaches erhöht. Solche Präparate sind in guter Qualität im Handel erhältlich, zuweilen vorteilhaft kombiniert mit Ingwer-Extrakt, Quercetin und Magenesium-L-ascorbat.

Allerdings läßt sich Kurkuma auch in der Küche einsetzen: in frischer Form als Beigabe zu asiatischen Gerichten und Soßen, ferner als Pulver aus dem getrockneten Rhizom zum Würzen von Suppen und Gemüse. Sehr zu empfehlen ist auch die **Curcuma-Butter:** Man bringt 100 g Butter bei kleiner Hitze in einem Porzellantiegel zum Schmelzen, rührt dann, je nach Geschmack, 10-20 g (oder mehr) Kurcuma-Pulver ein (vielleicht auch noch etwas gemahlenen Koriander dazu) und rührt während des Abkühlens weiter, damit das Pulver in der Butter gleichmäßig verteilt bleibt. Diese Butter kann z.B. als Brotaufstrich dienen und vielfältig variiert werden, indem man z.B. noch etwas Ingwerpulver oder vielleicht auch noch ein wenig gepulverte Bockshornkleesamen dazugibt. Diese drei Gewürze bilden schon die Grundmischung für Curry, und alle drei wirken entzündungshemmend (mehr über Kurkuma im Pflanzenteil ab Seite 78).

Brokkoli-Sulforaphan:

Nahrungsmittel reich an Sulforaphan: Sulforaphan ist als Vorstufe (Glucoraphanin) in Kreuzblütengemüse wie Brokkoli, Rosenkohl und Grünkohl enthalten. Erst beim Zerschneiden kommt das Senfölglykosid Glucoraphanin mit dem Enzym Myrosinase in Kontakt und bildet durch Abspaltung des glykosidischen Teils das Senföl Sulforaphan.

Positive Wirkung auf die Gelenkgesundheit: Sulforaphan hat antioxidative und stark entzündungshemmende Eigenschaften, die dazu beitragen können, die Gelenkgesundheit zu verbessern und die Symptome von Arthritis zu lindern.

Signalweg und Wirkmechanismus: Sulforaphan aktiviert den Transkriptionsfaktor Nrf2, der die Expression von antioxidativen Enzymen erhöht und entzündliche Prozesse hemmt.
Entzündungshemmende Wirkung: Sulforaphan hemmt die Produktion von entzündlichen Zytokinen wie IL-6 und TNF-α und reduziert die Aktivität von entzündlichen Enzymen wie COX-2 (mehr über Brokkoli im Pflanzenteil ab Seite 76).
Hinweis: Brokkoli-Extrakt ist im Handel als Granulat oder in Kapselform erhältlich.

Ingwer:

Herkunft: Ingwer ist eine Pflanze, die ursprünglich aus Südostasien stammt und deren Rhizom (Zingiberis rhizoma) als Gewürz und Heilmittel gebraucht wird. Frischer Ingwer kann in vielen Gerichten verwendet werden, während Ingwerpulver und -extrakt als Nahrungsergänzungsmittel erhältlich sind.
Positive Wirkung auf die Gelenkgesundheit: Ingwer hat entzündungshemmende und antioxidative Eigenschaften, die zur Linderung von Gelenkschmerzen und Entzündungen beitragen können.
Signalweg und Wirkmechanismus: Die bioaktiven Verbindungen im Ingwer, insbesondere Gingerole und Shogaole, hemmen die Produktion von entzündungsfördernden Molekülen wie Prostaglandinen und Leukotrienen. Sie modulieren auch die Aktivität von entzündungsfördernden Zytokinen wie TNF-α und Interleukin-1 (IL-1).
Entzündungshemmende Wirkung: Ingwer wirkt entzündungshemmend, indem er die Produktion von entzündungsfördernden Molekülen reduziert und die Aktivität von entzündungsfördernden Zytokinen hemmt (mehr über Ingwer im Pflanzenteil ab Seite 104).
Hinweis: Ingwer ist im Handel als frisches oder getrocknetes Rhizom, als Pulver oder als Extrakt erhältlich.

Hagebutten mit Kernen:

Herkunft: Hagebutten sind die Scheinfrüchte von Rosen (hauptsächlich der Hundsrose), die oft zur Herstellung von Tee und Nahrungsergänzungsmitteln verwendet werden.
Positive Wirkung auf die Gelenkgesundheit: Hagebutten enthalten viele bioaktive Verbindungen wie Vitamin C, Polyphenole und Flavonoide, die antioxidative und entzündungshemmende Eigenschaften haben und somit zur Gelenkgesundheit beitragen.
Signalweg und Wirkmechanismus: Die antioxidativen Verbindungen in Hagebutten neutralisieren freie Radikale und schützen so die Gelenke vor oxidativem Stress. Überdies hemmen sie die Produktion von entzündungsfördernden Molekülen und Zytokinen.
Entzündungshemmende Wirkung: Hagebutten können Entzündungen reduzieren, indem sie die Produktion von entzündungsfördernden Molekülen hemmen und die Aktivität von entzündungsfördernden Zytokinen modulieren (mehr über Hagebutten im Pflanzenteil ab Seite 94).
Hinweis: Hagebutten sind im Handel als getrocknete Droge oder als Pulver erhältlich.

Schachtelhalmkraut / Zinnkraut:

Herkunft: Schachtelhalmkraut, auch als Ackerschachtelhalm bekannt, ist eine Pflanze, die in feuchten Gebieten wächst. Es wird häufig zur Herstellung von Kräutertees und Nahrungsergänzungsmitteln verwendet.

Gehalt an Silizium: Schachtelhalmkraut ist besonders reich an Silizium, das wichtig für die Knochengesundheit ist. Silizium spielt eine Rolle bei der Kollagenbildung und der Mineralisierung des Knochens.

Positive Wirkung auf die Gelenkgesundheit: Silizium kann die Kollagenproduktion fördern und somit zur Regeneration von Knorpelgewebe beitragen. Es unterstützt auch die Festigkeit und Elastizität der Gelenke.

Signalweg und Wirkmechanismus: Silizium ist ein Cofaktor für Enzyme, die an der Kollagenbildung beteiligt sind, und unterstützt die Bildung von gesundem Knorpelgewebe.

Entzündungshemmende Wirkung: Es gibt Hinweise darauf, dass Silizium entzündungshemmende Eigenschaften hat, jedoch sind weitere Studien erforderlich, um dies zu bestätigen (mehr über Schachtelhalmkraut im Pflanzenteil ab Seite 138).

Hinweis: Schachtelhalmkraut ist im Handel als getrocknete Droge und gekapselter Extrakt erhältlich.

Brennnesselblätter:

Herkunft: Brennnesselblätter sind die Blätter der Brennnesselpflanze, die in vielen Teilen der Welt wild wächst. Sie werden häufig zur Herstellung von Kräutertees und Nahrungsergänzungsmitteln verwendet.

Positive Wirkung auf die Gelenkgesundheit: Brennnesselblätter enthalten bioaktive Verbindungen wie Flavonoide und Carotinoide, die entzündungshemmende und antioxidative Eigenschaften haben, was zur Gelenkgesundheit beitragen kann.

Signalweg und Wirkmechanismus: Die entzündungshemmenden Verbindungen in Brennnesselblättern können die Produktion von entzündungsfördernden Molekülen und Zytokinen reduzieren, indem sie die Aktivität von Enzymen wie COX-2 hemmen.

Entzündungshemmende Wirkung: Brennnesselblätter können Entzündungen reduzieren, indem sie die Produktion von entzündungsfördernden Molekülen und Zytokinen hemmen (mehr über die Brennnessel im Pflanzenteil ab Seite 64).

Hinweis: Brennnesselblätter sind im Handel als getrocknete Droge und als Pulver erhältlich.

Spinat:

Neuere Forschungen zeigen, dass gedünsteter Spinat, regelmäßig verzehrt, aufgrund des Gehaltes an Ecdysteron und in Verbindung mit moderatem Training auch bei älteren Personen zu einer deutlichen Steigerung von Kraft, Muskelmasse und Leistung führt.

1.10 Nahrungsmittel und Zusatzstoffe, die gemieden werden sollten

Der schädliche Einfluss von Zucker

Beim Verzehr von naturbelassenen Nahrungsmittel, wie beispielsweise einem Apfel, ist der Zucker (Glucose, Fructose, Saccharose) eingebunden in ein komplexes Gemisch von weiteren Komponenten (Vitamine, Spurenelemente, Antioxidantien, Ballaststoffe etc.), die dafür sorgen, dass Zucker und andere Nährstoffe im Darm nur langsam resorbiert werden, da ein Großteil von ihnen erst durch Enzyme aufgeschlossen werden muss. Die konzertierte Aktion aller Inhaltsstoffe führt also dazu, dass ein natürliches Nahrungsmittel bekommlich und gesund ist. Wenn aber Zucker (der auch in verarbeiteten Lebensmitteln enthalten sein kann) dem Körper isoliert zugeführt wird, bringt das eine Vielzeil negativer Folgen mit sich. Besonders ungünstig wirkt sich aus, dass die Kohlenhydrate schon fertig aufgeschlossen, damit leicht verfügbar sind und den Blutzuckerspiegel rasch erhöhen. Doch ebenso schnell, wie dieser angestiegen ist, sorgt das von der Bauchspeicheldrüse freigesetzte Insulin dafür, dass er wieder abfällt, das Hungergefühl erneut einsetzt und noch mehr gegessen wird, ohne dass vorher die gesamte Glucose verwertet wurde. Infolge der nun frei durch die Blutbahn strömenden Glucose wird die Bauchspeicheldrüse ständig veranlasst, noch mehr Insulin auszuschütten, aber die Körperzellen sind bereits mit Zucker gesättigt und lehnen eine weitere Aufnahme ab. Das Insulin ist mit der Zeit wirkungslos geworden, und eine Insulinresistenz ist entstanden. Doch die Bauchspeicheldrüse produziert als Folge des erhöhten Blutzuckerspiegels weiterhin Insulin, ohne dass die Zellen die Glucose aufnehmen und verbrennen. Hält dieser Zustand bzw. das Essverhalten über längere Zeit an, entwickelt sich ein Diabetes-Typ-2 mit all seinen verheerenden Folgen.

Damit nicht genug, bewirkt übermäßiger Zuckerkonsum (meist auch industriell verarbeitete Nahrungsmittel mit all ihren Zutaten), dass der überschüssige Blutzucker (die Glykogenspeicher sind ja bereits voll) von der Leber und den Fettzellen in Fett umgewandelt und in Form von Fettgewebe gespeichert wird. Allerdings überlastet der übermäßige Verzehr von Zucker die Aufnahmekapazität der Fettgewebe und der Leber, was die Aktivität der fettspaltenden Enzyme steigert und zur **Bildung schädlicher Fettsäuren** führt. Die wiederum verursachen im Fettgewebe selbst, aber auch nach Transport mit dem Blutstrom in der Leber eine Entzündung und damit eine Schädigung der Leber-Stoffwechselzellen (Hepatozyten). Die Folge ist eine **nichtalkoholische Fettleberhepatitis**, die sich nicht selten zu einer **Leberzirrhose** entwickelt.

Entzündliches Körperfett und seine verheerenden Folgen

Das durch übermäßigen Konsum von Kohlenhydraten (u.a. Zucker) gebildete Fett wird zum Teil in innere Depots eingelagert, vor allem zwischen den Organen im Bauchraum (viszerales Fett). Dieses Fettgewebe enthält Entzündungszellen und befindet sich in einem permanenten Zustand leichter Entzündung, was die Betroffenen jedoch nicht bemerken. Allerdings setzen die Entzündungszellen Botenstoffe frei, die ihre Wirkung im gesamten Körper (u.a. in den Gelenken) entfalten. Sie begünstigen auch Gefäßveränderungen wie **Arteriosklerose** und erhöhen damit das Risiko für **Schlaganfall** und **Herzinfarkt**.

Hinweis: Die maximale Tagesdosis für Haushaltszucker bzw. freien Zucker beträgt für Kinder 20-30 g (ca. 7-10 Zuckerwürfel bei einem Würfelgewicht von 3 g), für Erwachsene 50 g (ca. 17 Zuckerwürfel bei einem Würfelgewicht von 3 g). Diese Höchstwerte gelten in Verbindung mit einer ansonsten gesunden, ausgewogenen Ernährung und umfassen auch die Zuckermengen in verarbeiteten Lebensmitteln.

Zuckerersatz: Birkenzucker (Xylit):

Kalorienarm: Birkenzucker hat einen niedrigeren Kaloriengehalt als normaler Haushaltszucker und enthält etwa 2,4 Kalorien pro Gramm. Dies macht es zu einer beliebten Option für Menschen, die ihren Zuckerkonsum reduzieren möchten.

Zahngesundheit: Im Gegensatz zu normalem Zucker kann Xylit die Zahnmineralisierung fördern und das Wachstum von kariesverursachenden Bakterien im Mund hemmen. Aus diesem Grund wird Xylit oft in zahnschonenden Kaugummis und Zahnpflegeprodukten verwendet.

Blutzuckerspiegel: Xylit hat einen geringen Einfluss auf den Blutzuckerspiegel und führt nicht zu den starken Blutzuckerschwankungen wie normaler Zucker. Daher ist es eine geeignete Option für Menschen mit Diabetes oder solche, die ihren Blutzuckerspiegel stabil halten möchten.

Verdauung: Birkenzucker wird nur allmählich und unvollständig im Darm aufgenommen, was zu einem langsameren Anstieg des Blutzuckerspiegels und, im Vergleich mit anderen Zuckeralkoholen, zu weniger Verdauungsproblemen wie Blähungen und Durchfall führt.

Präbiotische Wirkung: Xylit kann die Darmgesundheit fördern, indem es das Wachstum von gesunden Darmbakterien stimuliert und so die Gesundheit des Verdauungssystems unterstützt.

Hinweis: In großen Mengen kann Xylit abführend wirken und in seltenen Fällen Magenbeschwerden verursachen. Menschen, denen es sehr schwer fällt, auf Zucker zu verzichten, können Zucker 1:2 oder 1:1 mit Xylit mischen.

Ungesunde Lebensmittel & schädliche Stoffe in Lebensmitteln

Transfette:

Vorkommen: Transfette entstehen bei der industriellen Härtung von Pflanzenölen und sind in vielen verarbeiteten Lebensmitteln wie Keksen, Pommes Frites, Chips, Backwaren und Fertiggerichten zu finden. Auch manche Margarineprodukte können gehärtete oder teilweise gehärtete Fette enthalten.
Schädliche Wirkungen: Ein hoher Konsum von Transfetten kann Entzündungen im Körper verstärken oder hervorrufen und das Risiko für Herzerkrankungen, Diabetes und andere entzündliche Erkrankungen erhöhen.

Verarbeitete Lebensmittel:

Verarbeitete Lebensmittel, die reich an raffinierten Kohlenhydraten, Zusatzstoffen, Konservierungsmitteln und künstlichen Aromen sind, können Entzündungen im Körper fördern.
Schädliche Wirkungen: Diese Lebensmittel können den Blutzuckerspiegel erhöhen, oxidative Stressreaktionen auslösen und das Immunsystem beeinträchtigen, was zu einem chronischen Entzündungszustand führen kann.

Künstliche Süßstoffe:

Vorkommen: Künstliche Süßstoffe wie Aspartam und Sucralose werden oft in Light- oder Diät-Produkten verwendet.
Schädliche Wirkungen: Künstliche Süßstoffe können den Blutzuckerspiegel beeinflussen, den Appetit steigern und das Risiko für Stoffwechselerkrankungen erhöhen.

Nitrat und Nitrit:

Vorkommen: Nitrat und Nitrit werden als Konservierungsmittel in verarbeiteten Fleischprodukten verwendet.
Schädliche Wirkungen: Übermäßiger Konsum von Nitrat und Nitrit kann die Bildung von Nitrosaminen im Körper fördern und das Risiko für Magen- und Darmkrebs erhöhen.

Einige von vielen Lebensmittelzusatzstoffen mit E-Kennzeichnung:

E 211 - Natriumbenzoat:
Mögliche schädliche Wirkungen: Natriumbenzoat kann in Verbindung mit bestimmten Lebensmittelfarbstoffen zu Hyperaktivität bei Kindern führen. Es wird auch mit Asthma und Hautallergien in Verbindung gebracht.

E 102 - Tartrazin (Lebensmittelfarbstoff):
Mögliche schädliche Wirkungen: Tartrazin kann bei einigen Menschen zu allergischen Reaktionen wie Hautausschlägen, Asthma und Hyperaktivität führen.

E 407 - Carrageen:
Mögliche schädliche Wirkungen: Carrageen wird mit Magen-Darm-Beschwerden und Entzündungen in Verbindung gebracht. Es gibt auch Hinweise darauf, dass es die Entstehung von Geschwüren fördern kann.

E 951 - Aspartam:
Mögliche schädliche Wirkungen: Aspartam kann bei manchen Menschen Kopfschmerzen, Schwindel, Übelkeit und andere neurologische Symptome auslösen. Es gibt auch Bedenken hinsichtlich seiner möglichen krebserzeugenden Wirkung, obwohl die Ansichten dazu gemischt sind.

E 160b - Lebensmittelfarbstoff **Annatto:**
Mögliche schädliche Wirkungen: Annatto kann allergische Reaktionen bewirken, vor allem bei Menschen mit einer Allergie gegen Gelbwurz (Kurkuma).

E 950 - Acesulfam-K:
Mögliche schädliche Wirkungen: Acesulfam-K wird zuweilen mit negativen Auswirkungen auf den Blutzuckerspiegel und die Insulinresistenz in Verbindung gebracht. Es gibt auch Bedenken hinsichtlich seiner möglichen krebserzeugenden Wirkung.

E 250 - Natriumnitrit:
Mögliche schädliche Wirkungen: Natriumnitrit wird mit einem erhöhten Krebsrisiko in Verbindung gebracht, insbesondere bei verarbeitetem Fleisch. Es kann auch zur Bildung von Nitrosaminen führen, die als potenziell krebserregend eingestuft werden.

E 202 - Kaliumsorbat:
Mögliche schädliche Wirkungen: Kaliumsorbat kann Hautreizungen und allergische Reaktionen auslösen. In hohen Dosen kann es auch die DNA schädigen und Zellschäden verursachen.

E 171 - Lebensmittelfarbstoff **Titandioxid:**
Mögliche schädliche Wirkungen: Titandioxid steht im Verdacht, krebserregend zu sein, insbesondere wenn es in Nanopartikelform vorliegt. Es kann auch die Darmgesundheit beeinträchtigen und Entzündungen fördern.

E 200 - Sorbinsäure:
Mögliche schädliche Wirkungen: Sorbinsäure kann Hautreizungen und allergische Reaktionen verursachen. In hohen Dosen kann es auch zu Magen-Darm-Beschwerden führen.

E 102 - Lebensmittelfarbstoff Tartrazin:
Mögliche schädliche Wirkungen: Tartrazin steht im Verdacht, allergische Reaktionen auszulösen, insbesondere bei Menschen mit Asthma oder einer Aspirinunverträglichkeit.

E 211 - Natriumbenzoat:
Mögliche schädliche Wirkungen: Natriumbenzoat kann bei empfindlichen Personen zu Hautausschlägen, Asthma und Hyperaktivität führen.

E 220 - Schwefeldioxid:
Mögliche schädliche Wirkungen: Schwefeldioxid kann Asthmaanfälle bei empfindlichen Personen auslösen und zu Atemwegsirritationen führen.

E 235 - Natamycin (Antibioticum):
Mögliche schädliche Wirkungen: Natamycin kann Allergien, und Störungen der Darmflora bewirken.

E 319 - Tertiär-Butylhydrochinon TBHQ:
Mögliche schädliche Wirkungen: TBHQ kann zu Leber- und Nierenschäden führen und das Risiko für Krebs erhöhen.

E 320 BHA & E 321 BHT:
Mögliche schädliche Wirkungen: BHA & BHT können zu Leber- und Nierenschäden führen und das Risiko für Krebs erhöhen.

E 385 - Disodium EDTA:
Mögliche schädliche Wirkungen: Disodium EDTA kann zu Nierenschäden, Mineralstoffmangel und Beeinträchtigung der Blutgerinnung führen.

E 631 - Dinatriuminosinat:
Mögliche schädliche Wirkungen: Dinatriuminosinat kann Kopfschmerzen, Asthma und Hautreaktionen auslösen.

Hinweis: Es ist zu beachten, dass die genannten möglichen schädlichen Wirkungen auf den menschlichen Organismus sich auf den regelmäßigen Konsum, nicht auf eine einzelne Mahlzeit beziehen und je nach individueller Empfindlichkeit und Aufnahmemenge variieren können. **Dennoch gilt: Wer sich gesund und natürlich ernähren möchte, meidet solche Zusatzstoffe.**

E 621 - Mono-Natriumglutamat (MSG):

Glutamat, insbesondere in Form von Mononatriumglutamat (MSG), ist ein weit verbreiteter Lebensmittelzusatzstoff, der als Geschmacksverstärker verwendet wird, um den Geschmack von Lebensmitteln zu verbessern.

Mögliche schädliche Wirkungen: Obwohl Glutamat als sicher für den Verzehr angesehen wird, gibt es einige Berichte über negative Auswirkungen, die durch übermäßigen Konsum oder Empfindlichkeit gegen Glutamat verursacht werden können. Hier sind einige Wege, wie Glutamat seine schädliche Wirkung entfalten kann:

Neurotransmitter-Wirkung: Glutamat ist ein Neurotransmitter, der im Gehirn an der Signalübertragung zwischen Nervenzellen beteiligt ist. Übermäßige Mengen an Glutamat können zu einer Überstimulation von Nervenzellen führen, was zu neurologischen Symptomen wie Kopfschmerzen, Migräne, Schwindel, Übelkeit, Kribbeln oder Taubheit führen kann. Dies wird manchmal als *China- Restaurant-Syndrom* bezeichnet, obwohl seine Existenz und Ursachen umstritten sind.

Entzündungsfördernde Wirkung: Glutamat kann Entzündungen im Körper fördern und verursachen, vor allem wenn es in großen Mengen konsumiert wird (Gelenkschmerzen). Chronische Entzündungen werden mit einer Vielzahl von Gesundheitsproblemen in Verbindung gebracht, darunter Herz-Kreislauf-Erkrankungen, Diabetes, Fettleibigkeit, neurodegenerative Erkrankungen und Krebs.

Verdauungsstörungen: Einige Menschen können empfindlich auf Glutamat reagieren und Symptome wie Bauchschmerzen, Blähungen, Durchfall oder Verstopfung entwickeln. Diese Reaktion wird manchmal als Glutamat-Intoleranz bezeichnet, obwohl ihre genaue Ursache und Mechanismen nicht vollständig verstanden sind.

Hinweis: Es ist wichtig zu beachten, dass Glutamat als sicher für den Verzehr gilt und die meisten Menschen es ohne Probleme konsumieren können. Allerdings besteht ein wichtiger Unterschied, ob man Glutamat in industriell hergestellten und in Restaurants zubereiteten Nahrungsmitteln als Natriumsalz zu sich nimmt oder (wie in Tomaten, Erbsen, Sojabohnen und Parmesan vorkommend) als freie oder an Proteine und Peptide gebundene Glutaminsäure, eingebettet in den natürlichen Gesamtwirkstoffkomplex. In dieser Form ist Glutaminsäure überaus wichtig für die **Hirnfunktion** (hier spielt sie eine wichtige Rolle bei Lernprozessen, Gedächtnisbildung und anderen kognitiven Funktionen), für den **Stoffwechsel** (bei der Synthese anderer Aminosäuren und beim **Muskelaufbau**), für die **Synthese von Glutathion** (eines der wichtigsten antioxidativen Moleküle, das die Zellen durch Neutralisierung freier Radikale vor oxidativem Stress schützt und damit Zellschäden verhindert, außerdem entzündungshemmend wirkt, indem es die Expression pro-entzündlicher

Zytokine herunterreguliert) und für die **Darmgesundheit** (hier, gebunden an Ammoniak als Glutamin, trägt Glutaminsäure zur Integrität der Darmbarriere bei)

Bei dem in der Lebensmittelindustrie verwendeten Glutamat handelt es sich dagegen meistens um Mono-Natriumglutamat (auch einfach Natriumglutamat genannt). Es dient hauptsächlich der Geschmacksverstärkung, hat darüber hinaus keinen gesundheitlichen Nutzen. Personen, die empfindlich auf Natriumglutamat reagieren, sollten daher industriell hergestellte Lebensmittel mit Glutamat meiden und stattdessen auf eine ausgewogene und vielfältige Ernährung achten.

Glyphosat

Glyphosat ist ein weit verbreitetes Herbizid, das zur Unkrautbekämpfung eingesetzt wird. Es gibt einige kontroverse Diskussionen über die potenziell schädlichen Auswirkungen von Glyphosat auf die Umwelt und die menschliche Gesundheit. Hier sind einige der bedenklichen Aspekte:

Gesundheitliche Risiken für den Menschen:

Krebserregendes Potential: Die Internationale Agentur für Krebsforschung (IARC), eine Agentur der Weltgesundheitsorganisation (WHO), hat Glyphosat als „wahrscheinlich krebserregend beim Menschen" eingestuft. Diese Klassifizierung basiert auf tierexperimentellen Studien und epidemiologischen Beobachtungen.
Mögliche Auswirkungen auf die Fortpflanzung: Es gibt Hinweise darauf, dass Glyphosat negative Auswirkungen auf die Fortpflanzungsfähigkeit haben könnte, einschließlich Störungen im Hormonsystem und der Entwicklung von Nachkommen.
Toxische Wirkungen auf Leber und Niere: Einige Studien haben gezeigt, dass Glyphosat toxische Wirkungen auf Leber- und Nierenzellen haben kann, insbesondere bei chronischer Exposition.
Mögliche Verbindung zu neurologischen Erkrankungen: Es gibt einige Hinweise darauf, dass Glyphosat neurotoxische Eigenschaften haben könnte und mit einem erhöhten Risiko für neurologische Erkrankungen wie **Parkinson** und **Alzheimer** in Verbindung gebracht werden könnte.

Umweltauswirkungen:

Gefahr für die Biodiversität: Glyphosat kann nicht-selektiv Unkräuter abtöten und somit auch Pflanzenarten schädigen, die nicht das Ziel der Bekämpfung sind. Dies kann zu einem Verlust an Biodiversität führen und die Ökosysteme beeinträchtigen.
Schädigung von Nicht-Zielorganismen: Glyphosat kann auch schädlich für Nicht-Ziel-

organismen wie Insekten, Vögel und Amphibien sein, die direkt oder indirekt mit Glyphosat in Kontakt kommen. Eine Studie der Universität Ulm aus dem Jahr 2023 belegt, dass Glyphosat bei Kaulquappen Fehlbildungen verursacht. Es zeigte sich überdies, dass schon eine geringe Konzentration von Glyphosat zu Veränderungen am Herzen und an den Hirnnerven führt.

Beeinträchtigung der Bodengesundheit: Langfristige Anwendungen von Glyphosat können die Bodenfruchtbarkeit beeinträchtigen, indem sie das Bodenmikrobiom stören und die Verfügbarkeit von Nährstoffen reduzieren.

Resistenzbildung bei Unkräutern:

Übermäßige Verwendung von Glyphosat hat zur Entstehung von glyphosatresistenten Unkräutern geführt, die eine zunehmende Herausforderung für die Landwirte darstellen. Dies hat zu einem verstärkten Einsatz von Glyphosat und anderen Herbiziden geführt, was zu einem Teufelskreis der Resistenzbildung führen kann.

Es ist wichtig anzumerken, dass es auch Studien und Meinungen gibt, die die Sicherheit von Glyphosat betonen und argumentieren, dass es bei sachgemäßer Anwendung keine signifikanten Gesundheitsrisiken darstellt. Die Kontroverse über Glyphosat ist daher Gegenstand intensiver wissenschaftlicher und politischer Debatten, und weitere Forschung ist erforderlich, um ein umfassendes Verständnis seiner Auswirkungen auf die Gesundheit und die Umwelt zu erlangen.

Hinweis: Wer Brot aus Biogetreide anstatt aus mit Glyphosat behandeltem Getreide verzehrt, lebt sicher nicht ungesünder.

Alkohol

Die schädlichen Auswirkungen von regelmäßigem Alkoholgenuss sind hinreichend bekannt. Wer also seine Gesundheit, vor allem seine Gelenkgesundheit, verbessern möchte, verzichtet auf Alkohol oder schränkt den Genuss erheblich ein. Erlaubt sind maximal 20 g Alkohol pro Tag (ca. 1 Glas Wein oder 0,5 Liter Bier). Besonders ungünstig wirkt sich der tägliche Genuss aus, da Alkohol kumulativ wirkt. Es ist der Gesundheit zuträglicher, die Woche über ganz auf Alkohol zu verzichten, dafür am Wochenende ein klein wenig mehr zu trinken.

1.11 Ohne gesundes Darm-Mikrobiom keine gesunden Gelenke

Das Darm-Mikrobiom, auch als Darmflora bekannt, ist eine komplexe Gemeinschaft von Mikroorganismen, die den Darm bewohnen. Diese Mikroorganismen umfassen Bakterien, Viren, Pilze und andere Mikroben, die in einer symbiotischen Beziehung mit unserem Organismus leben. Das Darm-Mikrobiom erfüllt eine Vielzahl von wichtigen Aufgaben im Körper, die sich auf die Gesundheit und das Wohlbefinden auswirken. Hier sind einige der wichtigsten Aufgaben des Darm-Mikrobioms:

Verdauung von Nahrungsmitteln: Das Darm-Mikrobiom spielt eine entscheidende Rolle bei der Verdauung von Nahrungsmitteln und der Aufnahme von Nährstoffen. Es produziert Enzyme, die dabei helfen, komplexe Kohlenhydrate, Proteine und Fette abzubauen, die der Körper alleine nicht verdauen kann. Diese Verdauungsprozesse tragen zur Energiegewinnung aus der Nahrung und zur Versorgung des Körpers mit wichtigen Nährstoffen bei.

Stoffwechselregulation: Das Darm-Mikrobiom beeinflusst unseren Stoffwechsel auf vielfältige Weise. Es kann den Energiehaushalt regulieren, den Blutzuckerspiegel kontrollieren, auf den Fettstoffwechsel sowie auf die Produktion von Hormonen einwirken, die den Appetit und das Sättigungsgefühl steuern. Ein ausgeglichenes Darm-Mikrobiom trägt somit zur Aufrechterhaltung eines gesunden Stoffwechselgleichgewichts bei.

Immunfunktion: Das Darm-Mikrobiom spielt eine wichtige Rolle bei der Regulation des Immunsystems und der Abwehr von Krankheitserregern. Es trainiert das Immunsystem, indem es es auf potenzielle Bedrohungen vorbereitet und gleichzeitig hilft, eine gesunde Immunantwort aufrechtzuerhalten. Ein intaktes Darm-Mikrobiom trägt zur Vorbeugung von Infektionen bei und kann das Risiko von Autoimmunerkrankungen und allergischen Reaktionen verringern. Ebenso beugt es entzündlichen Darmerkrankungen, Fettlebererkrankungen und Adipositas vor.

Schutz vor pathogenen Mikroorganismen: Das Darm-Mikrobiom spielt eine wichtige Rolle bei der Konkurrenz und Unterdrückung potenziell schädlicher Mikroorganismen, indem es ihnen das Überleben erschwert und das Wachstum von nützlichen Bakterien fördert. Diese „guten" Bakterien können Schutzmechanismen aktivieren, die das Eindringen und die Ausbreitung von Krankheitserregern im Darm verhindern.

Synthese von Vitaminen und anderen bioaktiven Verbindungen: Einige Bakterien im Darm-Mikrobiom sind in der Lage, essentielle Nährstoffe wie bestimmte B-Vitamine (u.a. Vitamin B12 und Folsäure) und Vitamin K herzustellen. Darüber hinaus können sie auch kurzkettige Fettsäuren (SCFAs) wie Butyrat, Propionat und Azetat produzieren, die wichtige Signalmoleküle im Körper sind und eine Vielzahl von gesundheitlichen Vorteilen bieten.

Regulation der Gehirnfunktion: Das Darm-Mikrobiom kann auch die Gehirnfunktion und das Verhalten beeinflussen, indem es über komplexe neuronale, endokrine und immunologische Kommunikationswege mit dem Gehirn interagiert. Diese sogenannte „Darm-Hirn-Achse" spielt eine wichtige Rolle bei der Regulation von Stimmung, Stressreaktionen, Schlaf und anderen neurologischen Prozessen.

Zusätzlich zu diesen allgemeinen Funktionen kann das Darm-Mikrobiom auch einen Einfluss auf die Knorpelgesundheit und -regeneration haben:

Entzündungsregulation: Ein ausgewogenes Darm-Mikrobiom kann dazu beitragen, Entzündungen im Körper zu reduzieren. Chronische Entzündungen können den Knorpel schädigen und zu degenerativen Gelenkerkrankungen führen.

Immunsystem-Modulation: Das Darm-Mikrobiom kann das Immunsystem beeinflussen und dazu beitragen, eine gesunde Immunantwort aufrechtzuerhalten, welche die Knorpelgesundheit unterstützt und Autoimmunprozesse (die zu Gelenkerkrankungen führen können) reguliert.

Knochenstoffwechsel: Das Darm-Mikrobiom beeinflusst den Knochenstoffwechsel, indem es die Aufnahme von Mineralstoffen wie Kalzium und Magnesium steuert, die für die Knochengesundheit und möglicherweise auch für die Knorpelregeneration wichtig sind.

Produktion von bioaktiven Verbindungen: Das Darm-Mikrobiom kann kurzkettige Fettsäuren produzieren, die entzündungshemmende und geweberegenerative Eigenschaften haben und die Knorpelgesundheit unterstützen können.

In summa ist das Darm-Mikrobiom ein essentieller Bestandteil der menschlichen Physiologie und spielt eine entscheidende Rolle für unsere Gesundheit und unser Wohlbefinden. Ein ausgewogenes, vielfältiges Darm-Mikrobiom trägt zur Aufrechterhaltung eines gesunden Verdauungssystems, starken Immunsystems und ausgeglichenen Stoffwechsels bei. Ebenso kann es die Knorpelgesundheit unterstützen und die Regeneration von geschädigtem Knorpelgewebe fördern.

Hinweis: Um optimal zu arbeiten, benötigt das Darm-Mikrobiom bestimmte Nährstoffe. Dazu zählen vor allem Ballaststoffe, wie sie in Vollkornprodukten, Obst, Gemüse, Hülsenfrüchten und Nüssen enthalten sind. Auch Präbiotika wie Joghurt, Dickmilch, Kefir, Sauerkraut, Kimchi und Tempeh fördern die Darmgesundheit, ferner Omega-3-Fettsäuren und Polyphenole, wie sie z.B. in Waldheidelbeeren und anderen roten Beeren vorkommen. Ist das Mikrobiom aus dem Gleichgewicht geraten, kann man ergänzend zur Nahrung probiotische Mittel mit geeigneten Bakterienstämmen wie Lactobacillus acidophilus, Lactobacillus paracasei und die Stämme 04 und 07 von Bifidobacterium lactis einnehmen.

1.12 Vorschläge zur Ernährung und Nahrungsergänzung

Vor dem Frühstück:
60-70 ml Waldheidelbeersaft (enthält ausreichend antioxidativ wirkende OPC)

Zum Frühstück:
1 Esslöffel Leinöl (eventuell mit 1 Teelöffel Kurkuma-Pulver; damit entfällt Kurkuma-Extrakt*),
Vitamin-D3 und -K2-Tropfen (Dosierung nach Herstellerangaben oder ärztlicher Verordnung),
1 Kapsel Brokkoli-Sulforaphan (Extrakt aus Brokkoli-Keimlingen mit einem Sulforaphangehalt von etwa 50 mg/Kapsel, nur mit Zustimmung des behandelnden Arztes),
1 Kapsel Kurkuma-Extrakt* (s. Seite 82, Gegenanzeigen & Anwendungsbeschränkungen),
1 große Tasse Rheuma-Arthrose-Tee (s. Seite 71),
Brot (hier empfiehlt sich **Brot aus ATI-armen Vollkornmehlen** wie Hafer, Reis, Mais, Amaranth, Hirse und Buchweizen), dazu nach Geschmack **Eier**, **Quark**, **Joghurt**, **Käse**, **Früchte** oder **Hafer-Bananen-Speise:** Einen emaillierten Topf zu einem Drittel mit feinen Haferflocken füllen, Wasser darübergießen, bis es etwa 4-5 cm über den Flocken steht, einen gehäuften Esslöffel Butter und eine in dünne Scheiben geschnittene Banane zugeben, unter ständigem Rühren (mit einem Holzlöffel) erhitzen, bis sich ein schleimiger Brei gebildet hat und die Bananenscheiben weich geworden sind, den Brei in einen oder mehrere Suppenteller oder Dessert-Schalen gießen und vor dem Verzehr auf Körpertemperatur abkühlen lassen, eventuell mit ein wenig Bienenhonig süßen.

Zum Mittagessen:
1 Esslöffel Leinöl,
1-2 Kapseln Algenöl oder Fischöl,
1 Kapsel/Dragee mit 300 mg Magnesium- (Carbonat, -Chlorid oder -Oxid etc.),
1 große Tasse Rheuma-Arthrose-Tee (s. Seite 71),
Fisch (Lachs, Makrele, Thunfisch, Sardinen) oder Rindfleisch, Vollkornreis, Gemüse, Hülsenfrüchte, Salat, Tomaten etc.

Zum Abendessen:
Das Abendessen wird am besten zwischen 17 und 18 Uhr eingenommen und besteht aus leicht verdaulicher Nahrung. Dazu wird wieder eine Tasse Rheuma-Arthrose-Tee getrunken. Um den Stoffwechsel in Richtung alkalisch zu *trimmen*, kann man nach Absprache mit dem Arzt vor dem Zubettgehen noch 500-1000 mg Natronpulver (Natriumhydrogencarbonat) in Wasser gelöst einnehmen. **Zur Beachtung:** Wichtig ist, dass entzündungsfördernde Nahrungsmittel gemieden werden, die Ernährung insgesamt vielfältig und ausgewogen ist; auch der Verzehr von Schweinefleisch sollte reduziert oder eingestellt werden. **Zusätzlich** zur gesunden Ernährung die betroffenen Gelenke 2-3 x täglich mit einer der anti-entzündlichen Mixturen (s. Seite 71) einreiben.

1.13 Gesundes Brot mit sehr geringer ATI-Aktivität selber backen

Zutaten für Rezeptur	1	2	3
Mais-Vollkornmehl	–	–	50 g
Vollkorn-Haferflocken und -Hafermehl 1:1	350 g	250 g	300 g
Haferkleie (optional)	–	–	20 g
Braunhirsemehl	–	100 g	– g
Reis-Vollkornmehl	110 g	110 g	150 g
Reis- oder Hafer-Sauerteigpulver	15 g	15 g	15 g
1-2 Päckchen Trockenhefe	7-14 g	7-14 g	7-14 g
1,5-2 Teelöffel Guarkernmehl	6-8 g	6-8 g	8-10 g
1-2 Teelöffel Flohsamenschalen	2-4 g	2-4 g	2-4 g
2 Teelöffel Steinsalz	8-10 g	8-10 g	8-10 g
1 Teelöffel Zucker	6-7 g	6-7 g	6-7 g
Wasser, lauwarm	500 ml	500 ml	600 ml

Zubereitung

1) Die Zutaten gut durchmischen, das Wasser zugeben und mit einem Handrührgerät oder einer Küchenmaschine mit Knethaken ca. 5 Minuten intensiv kneten. **Hinweis:** Bei Verwendung von lebendem Sauerteig (3 gehäufte Esslöffel) entfällt die Zugabe von Sauerteigpulver und Trockenhefe (siehe Seite 179).
2) Den Teig in eine gefettete Kastenform (25 x 10 x 7 cm oder 30 x 11 x 7 cm) geben, mit Wasser glattstreichen und danach eventuell mit Olivenöl oder erwärmtem Butterschmalz bepinseln.
3) Den Teig abgedeckt für 60-90 Minuten (bei lebendem Sauerteig 8-10 Stunden; siehe Seite 179) bei 35 °C bis maximal 40 °C im Backofen/Heißlufherd gehen lassen, danach aus dem Ofen nehmen und den Ofen mit Ober- und Unterhitze auf 250 °C vorheizen.
4) Das Brot für 10 Minuten bei 250 °C backen, anschließend die Temperatur auf 210 °C einstellen und das Brot weitere 40-45 Minuten backen (sobald es eine goldbraune Farbe angenommen hat, ist es in der Regel fertig).
5) Das fertige Brot gleich aus der Kastenform nehmen (falls verfügbar, auf ein Gitterrost legen) und vor dem Anschneiden auskühlen lassen.

Hinweis: Die einzelnen Mehle können auch durch andere wie Amaranth- und Buchweizenmehl ergänzt oder ausgetauscht werden. Experimentieren macht Freude. Anstelle von Sauerteigpulver und Trockenhefe kann auch lebender Sauerteig verwendet werden (siehe Seite 179).

1.14 Wenn die Entzündung trotzdem mal wieder aufflammt

Es kann Tage geben, an denen die Entzündung in den Gelenken stärker ist, obwohl man scheinbar nichts falsch gemacht hat. Die Gründe dafür können vielfältig sein, doch gibt es in solchen Fällen die Möglichkeit, sich kurzfristig (maximal über einige Tage) mit anderen Mitteln zu helfen. Allerdings muss klar sei, dass es sich dabei um eine Notlösung handelt, denn alle in diesem Buch genannten Maßnahmen zielen darauf ab, langfristig ohne solche Mittel auszukommen. Auch sollte vor Anwendung unbedingt der behandelnde Arzt befragt werden.

Heparin-Natrium Gel

Es gibt Gel-Präparate mit 5000 I.E. Heparin-Natrium pro 100 g Gel, kombiniert mit Levomenthol und 2-Hydroxyethyl-salicylat (diese 3 Wirkstoffe als Suchbegriffe unter Google eingeben). Die Kombination wirkt entzündungshemmend und angenehm kühlend.

Anwendung: Vor dem Auftragen das Gelenk mit einer der anti-entzündlichen Mixturen (s. Seite 71) einreiben, im Falle des Kniegelenks auch die Kniekehle. Dann das Gelenk mit nassen Händen benetzen und das Gel auftragen. Sobald es eingezogen und getrocknet ist, das Gelenk erneut mit nassen Händen befeuchten und trocknen lassen - diesen Vorgang in Abständen von ca. 20-30 Minuten bis zu viermal wiederholen und die gesamte Prozedur drei- bis viermal pro Tag durchführen. Denn es gilt, die Entzündung so schnell wie möglich zu stoppen. Nur so kann verhindert werden, dass der Knorpel weiteren Schaden nimmt.

Ibuprofen Gel

Die Anwendung von Ibuprofen Gel ist die gleiche wie die von Heparin-Natrium.

Diclofenac Gel

Die Anwendung von Diclofenac Gel ist die gleiche wie die von Heparin-Natrium.

Hinweis: Diese Präparate sind alle wirksam, doch jeder muss für sich entscheiden, welches das für ihn am besten geeignete ist. Im Zweifelsfall folgt man den Empfehlungen des Arztes. Im Heilpflanzenteil dieses Buches findet der Leser noch viele zusätzliche Tipps und nützliche Rezepturen.

1.15 Die positiven Auswirkungen des 16/8-Fastens auf Arthrose

Das 16/8-Fasten oder intermittierende Fasten, ist eine beliebte Form des Fastens, bei dem die tägliche Nahrungsaufnahme auf einen bestimmten Zeitraum von 8 Stunden beschränkt ist, gefolgt von einem 16-stündigen Fastenzeitraum. Dabei nimmt man die letzte Tagesmahlzeit möglichst zwischen 17.00 und 18.00 Uhr ein, um am nächsten Tag zwischen 9.00 und 10.00 Uhr zu frühstücken. Diese Methode des Fastens hat eine Reihe von potentiellen Vorteilen für die Gesundheit, einschließlich der Förderung der Autophagie (Selbstreinigung der Zellen).

Hauptvorteile des 16/8-Fastens:

Gewichtsabnahme und Fettverbrennung: Durch die Begrenzung der täglichen Essenszeiten auf 8 Stunden kann das 16/8-Fasten helfen, die Kalorienaufnahme zu verringern und den Stoffwechsel anzukurbeln. Studien haben gezeigt, dass intermittierendes Fasten effektiv zur Gewichtsreduktion beitragen kann, indem es den Körper dazu zwingt, auf gespeichertes Fett als Energiequelle zurückzugreifen.

Verbesserung der Insulinsensitivität: Das 16/8-Fasten kann die Insulinsensitivität verbessern und dazu beitragen, den Blutzuckerspiegel stabil zu halten. Indem es längere Fastenperioden ermöglicht, kann intermittierendes Fasten helfen, den Blutzuckerspiegel zu senken und die Insulinproduktion zu regulieren, was wiederum das Risiko von Typ-2-Diabetes vermindert.

Entzündungshemmende Wirkung: Intermittierendes Fasten kann Entzündungen im Körper reduzieren, indem es die Produktion von entzündungsfördernden Zytokinen verringert. Chronische Entzündungen sind mit einer Vielzahl von Gesundheitsproblemen verbunden, darunter degenerative Gelenkerkrankungen, Herz-Kreislauf-Erkrankungen, metabolisches Syndrom und neurodegenerative Erkrankungen.

Verbesserung der Herzgesundheit: Studien deuten darauf hin, dass intermittierendes Fasten die Herzgesundheit verbessern kann, indem es den Blutdruck senkt, den Cholesterinspiegel reguliert und die Gesundheit von Blutgefäßen und Herzgewebe fördert. Diese Effekte können das Risiko von Herz-Kreislauf-Erkrankungen verringern und die allgemeine Herzgesundheit unterstützen.

Verbesserung der Gehirnfunktion: Intermittierendes Fasten kann neuroprotektive Effekte haben und die Gehirnfunktion verbessern, indem es die Bildung neuer Nervenzellen stimuliert, die Neuroplastizität erhöht und die Produktion von Neurotrophinen fördert. Diese Effekte können dazu beitragen, das Risiko von neurodegenerativen Erkrankungen wie Alzheimer und Parkinson zu vermindern und die kognitive Funktion zu erhalten.

Förderung der Autophagie: Autophagie ist ein natürlicher Reinigungsprozess des Körpers, bei dem beschädigte Zellen und Zellbestandteile abgebaut und recycelt werden. Während des normalen Stoffwechselgeschehens bilden die Zellen Schlacken bzw. Abfall, den sie nicht gleich entsorgen. Erst wenn sie nicht mehr genügend Nahrung bekommen, greifen sie u.a. auf ihre eigenen *Abfälle* zurück und reinigen sich auf diese Weise selbst. Der Körper wird also durch Fasten gezwungen, sich zu säubern und auf seine eigenen Energiereserven zurückgreifen. Man weiß heute, dass Lebewesen, die sich viel bewegen und wenig essen, eine bis zu 30% höhere Lebenserwartung haben.

Steigerung der Energie und Verbesserung der Stimmung: Viele Menschen berichten von einem Anstieg der Energie und einer Verbesserung der Stimmung während des intermittierenden Fastens. Dies kann auf eine erhöhte Freisetzung von Endorphinen und anderen neurotransmitterähnlichen Substanzen zurückzuführen sein, die das Wohlbefinden und die Lebensqualität verbessern.

Insgesamt kann das 16/8-Fasten eine wirksame Methode sein, um die Gesundheit zu verbessern, das Gewicht zu kontrollieren und das Wohlbefinden zu steigern. Es ist jedoch wichtig zu beachten, dass intermittierendes Fasten nicht für jeden geeignet ist und dass individuelle Bedürfnisse und Gesundheitszustände berücksichtigt werden sollten. Bevor man mit dem 16/8-Fasten beginnt, ist es ratsam, mit einem Arzt oder Ernährungsberater zu sprechen, um sicherzustellen, dass es für die individuelle Situation geeignet ist.

1.16 Ohne Bewegung keine Besserung

Auswirkungen von Bewegung auf die Gesundheit der Gelenke und die Knorpelregeneration unter moderater Belastung:

Bis jetzt wurde gezeigt, dass Knorpelregeneration möglich ist und durch eine gesunde, entzündungshemmende Ernährung gefördert wird. Allerdings nützt die beste Ernährung nichts, wenn die Bewegung fehlt. Nur durch Bewegung wird ein Gelenk ernährt und gesund erhalten. Verbringt also jemand täglich acht Stunden am Schreibtisch und die restliche Zeit vor dem Fernseher, kann er so gesund essen wie er will, seine Gelenkbeschwerden werden nicht besser werden. Im Gegenteil, der Knorpel wird mit der Zeit dünn und spröde, und dann reicht eine kleine Fehlbelastung, und die ersten Risse entstehen. Ebenso sollte jemand, der beschließt, sich von jetzt an gesund zu ernähren und sich ausreichend zu bewegen, am Anfang nicht übertreiben, keinesfalls sofort losjoggen und damit die Gelenke überlasten und schädigen. Der Knorpel regeneriert sich, aber er tut dies langsam, über Wochen und Monate. Für den Anfang reicht also ganz normales Spazierengehen, mal langsam, mal etwas schneller, so wie man sich fühlt - und das mindestens eine Stunde pro Tag. Auch Gymnastik oder Yoga unter fachkundiger Anleitung sind zu empfehlen, ebenso Muskeltrainig mit leichten Gewichten. Eine gute Trainigsmethode für die Knie ist auch E-Bike-Fahren, indem man die Unterstützung möglichst hoch einstellt, so dass die Kniegelenke zwar bewegt, aber nicht zur sehr belastet werden.

Wenn es um Schultergenke oder den Lendenwirbelbereich geht, sollte man Physiotherapeuten zu Rate ziehen und sich die richtigen Übungen zeigen lassen.

Bewegung unter moderater Belastung führt zu einer besseren Durchblutung der Gelenke und zur vermehrten Produktion von Synovialflüssigkeit (Gelenkschmiere). Diese Flüssigkeit überzieht den Knorpel mit einem dünnen Film, der nicht nur die Reibung vermindert, sondern den Knorpel auch ernährt, und zwar nur über diesen Weg, denn die Flüssigkeit enthält alles, was der Knorpel zur Regeneration und Erhaltung seiner Funktionsfähigkeit benötigt. Ohne Bewegung also kein gesunder Knorpel. Überdies haben Studien gezeigt, dass Knorpelzellen sich an steigende Belastungen anpassen können. Die Knorpelschicht wird mit der Zeit dicker und belastbarer.

Damit bestehen also gute Aussichten, degenerative Prozesse im Gelenk zu stoppen und, abhängig vom Fortschritt der Erkrankung, die Gelenkfunktion weitgehend wieder herzustellen. In jedem Fall ist eine merkliche Besserung zu erzielen.

Wichtig: Zusätzlich zur moderaten Bewegung die betroffenen Gelenke 2-3 x täglich mit einer der anti-entzündlichen Mixturen (s. Seite 71) einreiben.

Arnika

(Arnica montana, Arnica chamissonis ssp. foliosa - Korbblütengewächse - Asteraceae)

Arnika, **äußerlich** angewendet, wirkt entzündungshemmend und ist ein vorzügliches Mittel bei allen akuten und chronischen Folgen von Verletzungen wie Operationswunden, durch Stoß, Sturz, Schlag, Schnitt und Stich bedingte Wunden, damit verbundene Knochenhautentzündung, Quetschungen, Verstauchungen, Hämatome, Muskelschmerzen und Knochenbrüche. Hier nimmt Arnika den Wundschmerz und die Empfindung von Zerschlagenheit. Ebenfalls von guter Wirkung ist sie bei Lumbago, Schleimbeutelentzündung, Arthritis und Gichtschmerzen.

Zubereitung und Anwendung

Blüten

Quetschungen, Prellungen, Verstauchungen, Hämatome, Blutungen, Arthritis: Es werden warme Auflagen mit einem Aufguss aus 10 Teelöffeln Arnikablüten und 0,25 Liter heißem Weinessig oder der 1-3:10 mit Wasser verdünnten Arnika-Tinktur gemacht (verdünnte Tinktur nach *Pahlow*: 1 Esslöffel auf 0,5 Liter Wasser).

Lumbago, Gelenkschmerzen, auch infolge rheumatoider Arthritis (Kaufhold)

Rezeptur		1	2	3	4	5
Rautenkraut-Tinktur	(1:10, EtOH 38%)	40,0	30,0	20,0	20,0	–
Schafgarbenblüten-Tinktur	(1:10, EtOH 38%)	40,0	30,0	–	–	–
Lilienblüten-Tinktur*	(1:05, EtOH 38%)	20,0	20,0	20,0	–	–
Arnikablüten-Tinktur	(1:10, EtOH 38%)	–	10,0	30,0	40,0	30,0
Schachtelhalmkraut-Tinktur	(1:10, EtOH 38%)	–	–	–	10,0	30,0
Weidenrinden-Tinktur	(1:10, EtOH 38%)	–	–	20,0	20,0	30,0
Echinaceawurzel-Tinktur	(1:10, EtOH 38%)	–	10,0	10,0	10,0	10,0

(Mixtur: Die Tinkturen der jeweiligen Rezeptur entweder nacheinander in die Haut einmassieren oder im angegebenen Verhältnis mischen und die schmerzenden Gelenke mehrmals täglich einreiben, oder die Mixtur auf ein feuchtes Tuch tropfen und als Umschlag verwenden. - *Lilienblüten-Tinktur wird aus den frisch geernteten, in schmale Streifen geschnittenen Blütenblättern der Weißen Lilie hergestellt.)

Gelenkschmerzen, Arthritis, Arthrose, Verstauchungen, Prellungen (Kaufhold)

Arnikablüten-Tinktur	(1:10, EtOH 38%)	50,0	(Arnika-Essenz von Weleda)
Rosmarinblätter-Tinktur	(1:10, EtOH 38%)	30,0	
Beinwellwurzel-Tinktur*	(1:04, EtOH 45%)	10,0	(aus den frischen Wurzeln)
Schachtelhalmkraut-Tinktur	(1:10, EtOH 38%)	10,0	

(Mixtur: Mischung mehrmals täglich verdünnt einmassieren oder auf ein feuchtes Tuch tropfen und zu Umschlägen verwenden. Nur auf intakter Haut und nicht über längere Zeit! *Beinwell-Tinktur: 50 g frische Wurzeln in dünne Scheiben schneiden, mit 500 g 45%igem Weingeist übergießen und für 4 Wochen an einen dunklen Ort stellen, nach 4 Wochen filtern und in eine Braunglas-Flasche füllen, dunkel und kühl aufbewahren.)

Arnika-Tinktur

Die wirksamste Tinktur erhält man aus den frischen Blüten, die 1:10 in 38%igem Kornbrand eingelegt und für 3-9 Monate an einen dunklen Ort gestellt werden. Es dürfen keine Blüten aus dem Alkohol ragen, darum das Glas bis zum Rand vollgießen. Die Tinktur wird äußerlich in Form von Einreibungen und verdünnt für Umschläge eingesetzt bei Verstauchungen, Quetschungen, Prellungen, Schnittwunden, Muskelschmerzen, Muskelentzündungen, Arthritis, Gichtschmerzen und Frakturen. **Hinweis:** Da frische Blüten von Arnica montana nur schwer erhältlich sind, können die Blüten von Arnica chamissonis als Ersatz dienen. Diese Pflanze gedeiht auch im heimischen Garten und kann über eine Kräuter-Gärtnerei bezogen werden *(Kaufhold)*.

Allergische Wirkungen: Längere äußerliche Anwendung an bereits geschädigter Haut, z.B. bei Verletzungen oder Ulcus cruris, ruft relativ häufig ödematöse Dermatitis mit Bläschenbildung hervor. Ferner können bei längerer Anwendung Ekzeme auftreten. Bei hoher Konzentration in der Darreichung sind auch primär toxisch bedingte Hautreaktionen mit Bläschenbildung bis zur Nekrotisierung möglich *(BA Nr. 228 v. 05.12.1984)*.

Gegenanzeigen - Anwendungsbeschränkungen

Überempfindlichkeit gegenüber Arnikablüten und anderen Korbblütlern wie z.B. Kamillenblüten, Ringelblume oder Schafgarbe. **Zubereitungen aus Arnikablüten sollten nicht innerlich angewendet werden** (vgl. *Hager*).

Dosierungsempfehlungen

Blüten
Laut Standardzulassung dürfen Zubereitungen aus Arnikablüten nur äußerlich angewendet werden (vgl. *Hager*).

1-2 Teelöffel (2-3 g) Arnikablüten auf 150 ml heißes Wasser zum Aufguss (10 Minuten), äußerlich in Form von mit dem Aufguss getränkten Umschlägen (aus Leinen, Zellstoff oder ähnlichem Material) anzuwenden, die mehrmals täglich gewechselt werden *(Standardzulassung)*.

Arnikablüten-Tinktur:
Gebräuchliche Einzeldosis: 0,5-1 g; **für Umschläge:** Tinktur drei- bis zehnfach mit Wasser verdünnt; **für Mundspülungen:** Tinktur zehnfach verdünnt; **Salben** mit max. 20-25% Tinktur; **Arnika-Öl:** Salben mit max. 15% Arnikaöl. **Alle Zubereitungen nur zur äußerlichen Anwendung** (vgl. *Hager*).

Ernte und Aufbereitung

Die Blüten zur Blütezeit (Juni-Juli) ernten und entweder frisch (z.B. zur Herstellung hoch wirksamer Tinkturen) verwenden oder für 1-2 Tage im Schatten bei unter 50 °C welken lassen. Dazu eignet sich eine Einkaufstasche aus dünnem Stoff, die man an einem trockenen, luftdurchströmten Ort aufhängt - den Inhalt hin und wieder auflockern (Arnica chamissonis ist in Kräutergärtnereien erhältlich und gedeiht auch im heimischen Garten).

Mehr Informationen über die Brennnessel findet der Leser in dem Buch: PhytoMagister - Zu den Wurzeln der Kräuterheilkunst - Band 2 - ISBN 978-3-8423-7882-7.

Brennnessel

(Urtica dioica, Urtica urens - Brennnesselgewächse - Urticaceae)

Brennnesselblätter bzw. -kraut gehören zu den besten Entgiftungsmitteln in der Natur-heilkunde, wirken entzündungshemmend, fördern die Ausscheidung von Harnsäure und leiten Toxine aus dem Blut, zum einen über die Niere, zum anderen aufgrund ihrer guten Leber-Galle-Wirkung über den Stuhlgang. Diese und andere Eigenschaften sind es, die sie zu einem großartigen Mittel gegen **Gelenkrheumatismus (Arthritis rheumatica, rheuma-toide Arthritis), Arthrose, Gicht (Arthritis urica)** und **Muskelrheumatismus** machen. Auch gegen **Ischias** und **Lumbago** tun sie gute Dienste, selbst bei schon chronischem Ver-lauf. Wer hier drei Wochen lang täglich 1 Liter Brennnesseltee in kleinen Portionen trinkt, erfährt bald eine dauerhafte Besserung. Und wer den Tee kurmäßig über einen Zeitraum von sechs Wochen anwendet, wird sich nicht nur besser fühlen; er wird auch um Jahre jün-ger aussehen. Brennnesselblätter regen den gesamten Körperstoffwechsel an, helfen auch bei **Durchfall, Gallen- und Leberleiden.** Sie durchwärmen die Nieren, stillen Blutungen, lassen **Blutergüsse** verschwinden und beseitigen Verschleimungen des Magen-Darmtraktes, der Nase, der Nebenhöhlen sowie der Lunge und sind ein probates Mittel bei **allergischem Nasenkatarrh.** Ferner erhöhen sie die Milchbildung Stillender, regulieren und fördern die Menstruation (**Menstruationsschmerzen, unterdrückte** oder **fehlende Menstruation**), wir-ken blutreinigend, vertreiben Würmer und dienen, äußerlich verwendet, gegen Haarausfall, **Akne, Ekzeme, Schuppenflechte** und andere **Hautleiden,** als Schuheinlage gegen **kalte Füße** und **Gichtschmerzen** sowie als Gurgelmittel gegen **Mundinfektionen, Mundfäule, Zahnfleischentzündung** und **Angina.** Menschen, die an **Blutarmut (Anämie)** leiden, sich häufig müde und abgeschlagen fühlen, sei die Brennnessel wärmstens empfohlen, denn sie wirkt nicht allein blutverbessernd, sondern auch blutbildend, einerseits durch ihren hohen Eisengehalt, andererseits durch ihre tonisierenden Effekte auf das Milz-Qi (die Pankreas-tätigkeit wird durch Sekretin aktiviert), wobei die Milzwirkung schon am leicht süßlichen Geschmack der Blätter zu erkennen ist. Bei längerer Anwendung sollen diese auch gegen **Magen-Darmgeschwüre** helfen und **bösartigen Magen-Darmerkrankungen** vorbeugen: Nie „kann sich Bösartiges bilden, wenn wir unsere gute Brennnessel nicht nur ehren, son-dern in regelmäßigen Abständen uns ihre wunderbare Kraft in Form von Tee einverleiben", schrieb *Maria Treben.* Nicht zuletzt werden die Blätter unterstützend bei **Diabetes mellitus** sowie als harntreibendes Mittel eingesetzt bei **Steinleiden, träger Harnausscheidung** mit **Harnverhaltung** sowie bei **Entzündungen der Harnorgane (Nierenbeckenentzündung, Nierenentzündung, Nierensteine, Nierengrieß, Blasenentzündung).**

Die **Wurzel** hat ähnliche Eigenschaften wie die Blätter bzw. das Kraut, wird auch ähnlich verwendet. Sie hat aber teilweise andere Inhaltsstoffe, die eine Anwendung bei gutartigen **Prostataleiden** rechtfertigen, vor allem bei Blutstauungen und damit verbundenen Harnbeschwerden im Frühstadium (den Stadien I-IIa) der **gutartigen Prostatavergrößerung**. Ferner wird sie volksmedizinisch angewendet gegen **kalten Husten, Bronchialverschleimung, Asthma, Rippenfellentzündung** und **Lungenabszesse, allergische Nesselsucht, beginnende Wassersucht, Lähmungen nach Schlaganfall** sowie äußerlich gegen Krebs und Fisteln. Oft ist es von Vorteil, eine Mischung aus Kraut und Wurzeln zu verwenden.

Brennnesselsamen (-früchte) enthalten neben den angegebenen Inhaltsstoffen noch Substanzen mit hormon(östrogen)artiger Wirkung, die anregend auf die Hypophyse wirken und einen günstigen Einfluss auf den Stoffwechsel und das Allgemeinbefinden haben. Bereits vor 2000 Jahren nannte der Dichter *Ovid* eine Mischung aus Pfeffer und Brennnesselsamen zur **Steigerung der Liebeskraft**, und *Brunfels* schrieb: „Wenn sie wollen eheliches Werk treiben, essen sie den Samen mit Zwiebeln, Eidotter und Pfeffer", und *Dioskorides* verriet: „Nesselsamen in Wein getrunken, machen eine Begierde zur Unkeuschheit und eröffnen die verstopfte Gebärmutter." Selbst die Pferdehändler mischten vor Jahrhunderten die Samen unter das Futter und brachten so Feuer in die Muskeln und Glanz aufs Fell. Aber nicht nur zur **Steigerung der Vitalfunktionen** werden die Samen in der alten Literatur genannt, sondern auch zur Behandlung von **Rippenfellentzündung, Atemnot, Bronchitis, Bronchialverschleimung, altem Husten, Nasenkatarrh, Nierensteinen** und **Leberleiden**. Einige Heilkundige der heutigen Zeit setzen sie vorwiegend zur Therapie von hormonellen Störungen bei Männern ein, während sie Frauen diesbezüglich mit Salbei behandeln. Die Volksheilkunde gebraucht die gestoßenen Samen als Breiauflage bei **Hautleiden, Rheuma** sowie zur Blutstillung, innerlich item bei **Durchfall, Gallenbeschwerden** und als milchbildendes Mittel. Allgemein gelten die gestoßenen Samen (und das daraus kalt gepresste Öl) heute als Biostimulans zur Steigerung der Aktivität der Lebensvorgänge; sie regen die Körperfunktionen an, wirken tonisierend, helfen bei **Leistungsschwäche, Erschöpfungszuständen, chronischer Müdigkeit**, in Zeiten von großem Stress und nach überstandenen Krankheiten (**Rekonvaleszenz**). Besonders für ältere Menschen sind sie ein ideales Stärkungsmittel.

Lonicerus, der Kraut und Samen als hitzig im Anfang des ersten Grades und trocken im zweiten Grad bezeichnete, führte als Heilanzeigen u.a. Steinerkrankungen, Nierenleiden, Nierensteine, Wassersucht, krampfartige Bauchschmerzen, Nebenhöhlenkatarrhe, Lungenleiden, Husten, Grind, Fußgicht und Schlaganfall an:

Dieses Krautes Blätter und Samen gebraucht man zu Arzneien, welche die Feuchtigkeit des Menschen vor allem durch Schwitzen durchdringen.

Nesselsamen sind gut gegen den Stein, namentlich gegen den Nierenstein. Die Samen gepulvert und mit Wein getrunken, vertreibt den Stein in den Lenden. Das Pulver in Wein gesotten und den getrunken, vertreibt den Husten; die Haut damit gewaschen, heilt den bösen Grind. Die Samen gestoßen, mit Honig und Wein vermischt, benehmen den alten Husten und lösen die Verschleimung der Brust (Bronchialverschleimung). Die Wurzel der großen Brennnessel mit Wein und Honig gesotten davon und morgens und abends je 3 bis 4 Löffel warm getrunken und damit gegurgelt, vertreibt den kalten Husten und ist gut zu den erkalteten Lungen.

Nesselblätter in Wein gesotten und den getrunken, erweicht den Bauch, vertreibt das Grimmen, zerteilt die Winde, treibt den Harn, reinigt die Nieren und reizt zum Beischlaf an; man kann auch Nesselsamen in Wein sieden oder eine Latwerge mit Honig daraus machen. Die Blätter mit Salz gestoßen, ein Pflaster daraus gemacht und aufgelegt, heilt Wunden, den Krebs, Wolf und Bisse von tobenden Hunden. Solche Pflaster zerteilen auch alle Knorren und Beulen und jede kalte Geschwulst an der Milz, den Gelenken und hinter den Ohren, reinigen auch alle faulen Schäden und beseitigen das faule Fleisch; gleiches bewirken auch die gepulverten und in die Wunden gestreuten Samen.

Nessel in Baumöl (Olivenöl) gesotten und die Hand damit bestrichen, macht schwitzen, auf die Füße gestrichen, ist gut gegen Podagra. Nessel in die Ohren gelassen (in Form des Presssaftes, des Absuds oder Ölauszugs), benimmt die Geschwulst und trocknet alle fließenden Geschwere. Nesselwurzel mit starken Wein gesotten und wie ein Pflaster auf die Milz gelegt, benimmt die Geschwulst derselben (Milzvergrößerung).

Die Eyternessel (Kleine Brennnessel, Urtica urens) ist hitziger Natur. Wer befürchtet, einen Schlaganfall zu bekommen oder bereits einen erlitten hat, der siede Eyternesseln in Wein und trinke oft davon: es hilft. Die Samen dieser Nessel mit Honig gesotten, getrunken, auch über die Lenden gesalbt und gepflastert, benimmt die Lendensucht (Ischias). Dieser Trank vertreibt auch den Husten, benimmt den Frost und die Geschwulst des Leibes. Eyternesselblätter mit Salz zerstoßen und aufgelegt, heilt die bösen Geschwere (s.d.), reinigt auch die Wunden, die von Bissen tobender Hunde stammen. Wem das Hirn feucht, flüssig und triefend ist (Nasenkatarrh, Coryza), der trinke Eyternesselsamen in gutem Wein gesotten und bestreiche auch das Hirn damit. Wenn aber jemand übel hört (Schwerhörigkeit), der trinke Eyternesselwurzel in Wasser gesotten.

Eyternessel mit Salz und Eidotter gestoßen, mit Hühnerschmalz gemischt und in einem Schwitzbad die Haut damit eingerieben, zwei oder dreimal, vertreibt das Jucken (Juckreiz). Wer nicht schwitzen kann, der siede Eyternessel in Baumöl und reibe sich damit ein. Eyternessel mit Essig und Salz gesotten und eingenommen, reinigt den Magen von allem Schleim und tötet die Würmer im Leib. (*Lonicerus* sinngemäß).

Für *Kneipp* hatte die Brennnessel „in der That für Kenner den größten Wert. Frische Brennnesseln, vom Standorte gerade weggenommen, gedörrt und zu Thee verwendet, lösen die Verschleimungen in Brust und Lunge, reinigen den Magen von verlegenen Stoffen, die sie hauptsächlich beim Urinieren entfernen. Kräftiger als die Blätter wirken die Brennnesselwurzeln, ob man sie im Sommer grün ausgegraben oder im Winter gedörrt verwendet.

Eine beginnende Wassersucht kann durch Thee von Brennnesselwurzeln gehoben werden. Derselbe räumt überhaupt mit faulen Säften im Inneren gründlich auf. Wer unreines Blut hat, soll zur Sommerzeit recht häufig Brennnesseln, wie Spinat gekocht, essen. Man liebt besonders in Italien die Kräutersuppen" *(Kneipp)*.

Zubereitung und Anwendung

Blätter & Kraut

Wunden, schlecht heilende Wunden, Geschwüre, Geschwülste, Ohrenschmerzen, Verstauchungen: Die mit etwas Salz zu einem Brei zerstoßenen frischen Blätter werden äußerlich als Umschlag angewandt.

Verbrennungen 1. Grades: Es werden mit der verdünnten Blätter-Tinktur getränkte Umschläge aufgelegt.

Mandelentzündung, Rachenentzündung: Es wird mit dem frischen Presssaft aus dem Kraut bzw. den Blättern gegurgelt.

Gichtschmerzen, kalte Füße: Die frischen oder getrockneten Blätter werden als Schuheinlage verwendet.

Nesselsucht, Skrofulose, Hauterkrankungen: Es wird mehrmals täglich ein Aufguss aus 2 Teelöffeln einer Mischung aus gleichen Teilen Wurzeln und Kraut und 0,25 Liter kochendem Wasser verabreicht.

Blutungen, Husten, Bronchialverschleimung: Es werden mehrmals täglich 100 ml des frischen Presssaftes aus dem Kraut gegeben.

Bleivergiftung, Rheuma, Arthritis, Arthrose: Es wird mehrmals täglich ein Aufguss aus 2 Teelöffeln des Krautes und 0,25 Liter kochendem Wasser getrunken. (Bei rheumatischen Erkrankungen können die Blätter zusätzlich zur innerlichen Anwendung auch äußerlich als Essigauszug oder Tinktur eingesetzt werden.)

Durchfall, Grippedurchfall, Nierenentzündung, Blasenentzündung: Nach Bedarf wird 2-3 x täglich ein Aufguss aus 3-4 Teelöffeln des Krautes und 0,25 Liter Wasser ungesüßt eingenommen.

Alle übrigen innerlichen Heilanzeigen: Nach Bedarf wird mehrmals täglich 1 Tasse eines Aufgusses aus 2-3 Teelöffeln der Blätter und 0,25 Liter siedendem Wasser verabreicht.

Wurzel

Prostatavergrößerung, Wassersucht, Nesselsucht: Nach Bedarf wird mehrmals täglich eine Tasse eines Aufgusses aus 2 Teelöffeln der Wurzel und 0,25 Liter kochendem Wasser getrunken.

Wassersucht, Durchfall, Würmer: Es wird mehrmals täglich 1 g einer Mischung (zu gleichen Teilen) aus dem Pulver von Samen und Wurzel eingenommen.

Rippenfellentzündung, kalter Husten: Nach Bedarf wird mehrmals täglich 1 Tasse des honiggesüßten Aufgusses aus 2 Teelöffeln der Wurzel und 0,25 Liter kochendem Wasser, oder es werden morgens und abends je 4-5 Esslöffel eines Weinabsuds aus 2 Teelöffeln der Wurzel, 1 Esslöffel Honig und 0,2 Liter Wein verabreicht.

Schwerhörigkeit: Falls aber jemand übel hört, der trinke Eyternesselwurzel (Urtica urens) in Wasser gesotten *(Lonicerus)*.

Bronchialverschleimung, Atembeschwerden, Lungenleiden, vorbeugend gegen Schlaganfall: Über einen längeren Zeitraum werden morgens und abends 45-60 ml des aus der Wurzel destillierten Wassers getrunken.

Prostatavergrößerung, gutartige: Nach Bedarf wird 1 bis 2 x täglich 1 Tasse eines Aufgusses aus 2 Teelöffeln einer Mischung aus 5 Teilen Sabalfrüchten und je 3 Teilen Brennnesselwurzel, Goldrutenkraut, Queckenwurzel, Kraut des Kleinblütigen Weidenröschens und Pappelknospen sowie 0,25 Liter kochendem Wasser (10 Minuten) eingenommen.

Fisteln, krebsartige Hautgeschwüre, Schwellungen, Podagra: Es werden 3-4 x täglich mit dem aus der Wurzel destillierten Wasser getränkte Tücher aufgelegt.

Alle übrigen innerlichen Heilanzeigen: Nach Bedarf wird mehrmals täglich 1 Tasse eines Aufgusses aus 1-2 Teelöffeln der Wurzel und 0,25 Liter siedendem Wasser getrunken.

Samen (Früchte)

Hauterkrankungen, Rheuma: Es werden warme Auflagen mit dem Brei aus den zerstoßenen Samen gemacht.

Endokrine Störungen bei Männern: Es wird 1 x täglich 1 Tasse einer Abkochung aus 1 Teelöffel der Samen und 0,25 Liter Wasser gegeben.

Nierensteine, Steinschmerzen: Die Samen werden zusammen mit Knoblauch in Branntwein gekocht und gegessen, oder es werden 2-3 x täglich 1-2 g der gepulverten Samen in Wein getrunken.

Impotenz, sexuelle Schwäche: Nach Bedarf werden 2-3 x täglich 1-2 g der zerstoßenen Samen mit Honig vermischt (gegebenenfalls unter Zugabe einer kleinen Menge Ginseng-Extrakt) oder 3 x täglich 10-20 Tropfen der Tinktur (1:6 in EtOH 45%) aus den gequetschten Samen, oder es wird morgens und abends eine honiggesüßte Abkochung aus 1 Teelöffel der Samen und 150 ml Wein eingenommen.

Leberleiden: Nach Bedarf werden 3 x täglich 10-15 Tropfen der Tinktur (1:5 in EtOH 45%) aus den zerstoßenen Samen (eventuell zusammen mit 5-10 Tropfen Mariendistelfrüchte-Tinktur) verabfolgt.

Bronchitis, trockener Husten, Bronchialverschleimung, Rippenfellentzündung, Atembeschwerden: Nach Bedarf werden 2-3 x täglich 3-6 g einer Latwerge aus den zerstoßenen, 1:2 mit Honig gemischten Samen (möglichst mit etwas warmer Milch) gegeben.

Wassersucht, Durchfall, Würmer: Nach Bedarf werden 2-3 x täglich 1-2 g einer Mischung (zu gleichen Teilen) des Pulvers aus Samen und Wurzel eingenommen.

Rippenfellentzündung: Nach Bedarf wird 2-4 x täglich eine Abkochung aus 1 Teelöffel (ca. 1,6 g) der gestoßenen Samen, 1 Esslöffel Honig, 1 Teelöffel Veilchenwurzel (Violae odoratae radix) und 0,25 Liter Wasser verabreicht.

Nasenkatarrh: Nach Bedarf wird 2-4 x täglich eine Abkochung aus 1 Teelöffel der zerstoßenen Samen der Kleinen Brennnessel und 150 ml Wein getrunken.

Nebenhöhlenkatarrhe, Stirnhöhlenentzündung, Nasenkatarrh: Es wird 2-3 x täglich eine Abkochung aus 2 Teelöffeln einer Mischung gleicher Teile Gänseblümchenblüten, Gundelrebenkraut und Brennnesselsamen sowie 0,25 Liter Wasser eingenommen.

Alle übrigen innerlichen Heilanzeigen: Je nach Bedarf und Verordnung wird 2-4 x täglich 1 Tasse einer Abkochung aus 1 Teelöffel der zerstoßenen Samen und 0,25 Liter Wasser getrunken (kalt ansetzen, aufkochen, 10 Minuten ziehen lassen).

Rheuma, degenerative Gelenkerkrankungen, Nieren- und Gallensteine (Pahlow)

Schachtelhalmkraut	20,0	(syn. Zinnkraut)
Brennnesselblätter	20,0	
Birkenblätter	5,0	
Hagebutten mit Kernen	5,0	

(Aufguss: 2 Teelöffel auf 0,25 Liter kochendes Wasser, 15 Minuten ziehen lassen, 6 Wochen lang 3 x täglich 1 Tasse trinken.)

Gelenkrheuma, Gliederschmerzen, Neuralgien, Ischias (Weidinger)

Brennnesselblätter	40,0	
Schachtelhalmkraut	30,0	(syn. Zinnkraut)
Birkenblätter	10,0	

(Abkochung: 2 gehäufte Teelöffel der Mischung auf 0,25 Liter kaltes Wasser, 60 Minuten ziehen lassen, kurz aufkochen, 3 x täglich 1 Tasse zur kurmäßigen Anwendung über einen Zeitraum von 3 Wochen, danach 3 Tage pausieren und die Kur wiederholen.)

Unfruchtbarkeit bei Frauen

Frauenmantelkraut	20,0
Brennnesselsamen	20,0
Schafgarbenkraut	20,0
Johanniskraut	20,0
Rotkleeblüten	20,0

(Aufguss: 1 Esslöffel auf 0,25 Liter kochendes Wasser, 10 Minuten, 3 x täglich 1 Tasse schluckweise trinken.)

Nierengrieß (Tschirner)

Schachtelhalmkraut	30,0	(syn. Zinnkraut)
Brennnesselblätter	30,0	
Schafgarbenkraut	30,0	

(Aufguss: 4 Teelöffel auf 0,4 Liter kochendes Wasser)

Rheuma-Arthrose-Tee (Kaufhold)

Rezeptur	1	2	3	4	5	6
Brennnesselblätter	40,0	30,0	30,0	30,0	30,0	30,0
Löwenzahnwurzel mit Kraut	20,0	30,0	20,0	20,0	30,0	20,0
Weidenrinde	20,0	20,0	15,0	15,0	10,0	20,0
Odermennigkraut	–	–	15,0	10,0	–	–
Schachtelhalmkraut	20,0	10,0	20,0	10,0	20,0	10,0
Echtes Goldrutenkraut*	–	10,0	–	15,0	–	–
Hagebutten mit Kernen	–	–	–	–	10,0	20,0

(**Rezeptur 1** - Aufguss: 2 Teelöffel auf 0,25 Liter kochendes Wasser, 10-15 Minuten ziehen lassen, über 4-6 Wochen 3 x täglich 1 Tasse trinken, anschließend 1 Woche pausieren und die Kur mit **Rezeptur 2** fortsetzen, nach 1 Woche Pause mit **Rezeptur 3** fortfahren, usw. Pulver: Die Bestandteile der gewählten Rezeptur (1-6) mit einer elektrischen Kaffeemühle zu feinem Pulver mahlen; gut vermischen; das fertige Arzneipulver in Gelatinekapseln (Kapselgröße Null, Inhalt: 0,68 ml, Füllmenge: 250 mg) füllen und 3 x täglich 1-2 Kapseln oder 3 x täglich 250-500 mg des ungekapselten Pulvers mit viel Wasser zu den Mahlzeiten einnehmen, nach 3 Wochen für 4-5 Tage aussetzen, anschließend die Behandlung 2 x mit den entsprechenden Pausen wiederholen. Die Rezepturen sind nur nach Verordnung durch einen erfahrenen Heilpraktiker oder naturheilkundigen Arzt anzuwenden! - *Solidago virgaurea)

Gelenkschmerzen, Arthritis, Arthrose, rheumatische Schmerzen (Kaufhold)

Rezeptur	1	2	3	(anti-entzündliche Mixturen)
Arnikablüten-Tinktur*	40,0	30,0	30,0	(1:10, EtOH 38%)
Weidenrinden-Tinktur	30,0	30,0	25,0	(1:10, EtOH 38%)
Rautenkraut-Tinktur	20,0	20,0	20,0	(1:10, EtOH 38%)
Schachtelhalmkraut-Tinktur	10,0	10,0	10,0	(1:10, EtOH 38%)
Rosmarinblätter-Tinktur	–	10,0	10,0	(1:10, EtOH 38%)
Beinwellwurzel-Tinktur	–	–	5,0	(1:10, EtOH 38%)

(Mixtur: Von den einzelnen Kräutern Tinkturen herstellen und im angegebenen Mengenverhältnis mischen. Mehrmals täglich die Gelenke einreiben oder ein feuchtes Tuch mit der Mixtur betropfen und als Umschlag verwenden. Alle Rezepturen wirken lindernd und entzündungshemmend. - *Da frische Blüten von Arnica montana schwer erhältlich sind, entweder die Arnika-Essenz von Weleda verwenden oder Arnica chamissonis im eigenen Garten anbauen und die Tinktur aus frischen oder 1-2 Tage gewelkten Blüten herstellen.)

Haarwasser (Kaufhold)

Brennnesselsamen-Tinktur (1:10 in EtOH 38%)	90,0
Salbeiblätter-Tinktur (1:10 in EtOH 38%)	90,0
Klettenwurzel-Tinktur (1:10 in EtOH 38%)	90,0
Eberrautenkraut-Tinktur (1:10 in EtOH 38%)	10,0
Lindenblüten-Tinktur (1:10 in EtOH 38%)	10,0
Calciumpantothenat (optional)	1,0
Weingeist oder Kornschnaps (38%)	710,0

(Mixtur: Nach jeder Haarwäsche gründlich in die Kopfhaut einmassieren.)

Rheuma (Tschirner)

Brennnesselblätter	25,0
Birkenblätter	25,0
Lindenblüten	25,0
Holunderblüten	25,0

(Aufguss: 3 Teelöffel auf 0,4 Liter kochendes Wasser)

Gelenkschmerzen, rheumatoide Arthritis (Kaufhold)

Ingwerwurzel gepulvert	30,0
Brennnesselblätter gepulvert	30,0
Hagebutten mit Kernen gepulvert	40,0

(Pulver: 3 x täglich 0,5-1 Teelöffel mit etwas Wasser einnehmen.)

Brennnessel-Essig

50 g getrocknetes oder frisches Kraut 10 Minuten in 750 ml Apfel- oder Weinessig sieden, 60 Minuten ziehen lassen, abseihen, die Flüssigkeit in eine Liter-Flasche gießen und diese mit 70%igem Weingeist auffüllen *(Kaufhold)*, oder 100 g des geschnittenen Krautes für 30 Minuten in einer Mischung aus 0,5 Liter Essig und 0,5 Liter Wasser kochen, vor dem Schlafengehen den Kopf damit waschen *(Dinand)*, oder die Wurzeln für einige Wochen in Weinessig ansetzen und innerlich teelöffelweise, äußerlich in Form von Massagen des Haarbodens anwenden *(Weidinger)*.

Brennnessel-Tinktur

10 g getrocknetes Kraut 14 Tage lang in 100 ml (1:9,4 in EtOH 45%) oder 40 g der gequetschten Samen in 250 ml 45%igem Weingeist (1:6 in EtOH 45%) ziehen lassen, 3 x täglich 10-20 Tropfen *(Nejedli)*, oder eine Flasche bis zum Hals mit den geschnittenen Wurzeln füllen, mit 38-40%igem Kornbranntwein übergießen und 14 Tage an einer warmen
Stelle stehen lassen *(Treben)*, oder 20 g der getrockneten Blätter für 2 Wochen in 100 g
70%igem Weingeist einlegen (1:5 in EtOH 70%), filtrieren und in Flaschen aus braunem
Glas abfüllen.

Brennnessel-Schnaps

Zwei gehäufte Handvoll (ca. 120-140 g; *d.V.*) frische Brennnesselblätter für 4-8 Wochen
in 1 Liter Kornschnaps (32-38%; *d.V.*) einlegen und bei Magenbrennen und Sodbrennen,
Magenblutungen, Magengeschwüren und Darmgeschwüren morgens nüchtern und abends
1 Stunde nach dem Essen je 1 Stamperl (ein Schnapsglas = ca. 20 ml; *d.V.*) einnehmen.
„Mit diesem Ansatzschnaps werden auch Wunden ausgewaschen, eiternde Abszesse, Fu-
runkel und Hautunreinheiten gereinigt und bei starker Kopfschuppenbildung der Haarbo-
den damit eingerieben" *(Willfort)*.

Brennnesselsamen-Öl

Man füllt ein Glas mit Schraubverschluss zu etwa 50% mit den zerstoßenen Samen, gibt
tropfenweise (in mehreren Schritten, zwischendurch immer wieder schütteln) nur so viel
96%igen Weingeist hinzu, wie von den Samen aufgesaugt wird, lässt das Glas 30 Minuten
stehen und füllt es bis kurz unter den Rand mit einer Mischung aus 70% Olivenöl und 30%
Mandel- oder Sesamöl, verschließt es und stellt es, nachdem man den Inhalt gut durchge-
schüttelt hat, für 24 Stunden bei 40-45 °C in den Heißluftherd; zwischendurch mehrmals
schütteln, anschließend filtern. Äußerlich als schweißtreibende Einreibung und zur Kopf-
haut- und Haarpflege verwenden *(Kaufhold)*.

Speziallotion gegen Rheumatismus (Mességué)

Drei Handvoll (ca. 150 g) frische Brennnesselblätter, zwei Handvoll (ca. 100 g) Schöll-
krautblätter mit Blüten und zwei Kohlblätter (Brassica oleracea) werden zerhackt und für
48 Stunden in 2 Liter Regenwasser (Aqua destillata; *d.V.*) eingelegt, anschließend abgefil-
tert. Die Flüssigkeits wird mittels getränkter Tücher aufgelegt.

Dosierungsempfehlungen

Blätter, Kraut

8-12 g Droge als Tagesdosis;

3-4 Teelöffel (ca. 4 g) des Krautes auf 150 ml heißes Wasser zum Aufguss (10 Minuten), 3-4 x täglich 1 Tasse frisch zubereitet;

1 Esslöffel (10 ml) des Frischpflanzenpresssaftes 3 x täglich, kurmäßig über einen Zeitraum von 4-6 Wochen (vgl. *Hager*).

100-125 g des Presssaftes aus dem Kraut *(Leclerc)*.

3-4 Teelöffel (4,8 g) des Krautes zum Aufguss täglich;

3 Teelöffel des Krautes auf 0,4 Liter siedendes Wasser zum Aufguss (10 Minuten), über den Tag verteilt trinken;

0,5 Teelöffel (ca. 750 mg) des gepulverten blühenden Krautes 3 x täglich (vgl. *Madaus***).

2 gehäufte Teelöffel der Blätter auf 0,25 Liter Wasser zur Abkochung (mit kochendem Wasser übergießen, noch 5 Minuten kochen und abseihen), morgens und abends 1 Tasse, kurmäßig über einen Zeitraum von 4-8 Wochen *(Pahlow)*.

10-20 Tropfen der Tinktur (1:9,4 in EtOH 45% - 20 g auf 200 ml) aus den getrockneten Blättern bzw. dem Kraut 3 x täglich *(Nejedli)*.

2 Teelöffel des Krautes auf 1 Tasse Wasser zum Aufguss, 2-3 x täglich 1 Tasse *(Willfort)*.

1 gehäufter Teelöffel auf 0,25 Liter Wasser zum Aufguss (nur kurz ziehen lassen), 1-2 x täglich 1 Tasse schluckweise *(Treben)*.

1-2 Handvoll (ca. 50-100 g) der frischen Blätter auf 1 Liter Wasser zum Aufguss oder Absud (10 Minuten; *d.V.*), 3 x täglich 1 Tasse gegen Blutergüsse, Nasenbluten und Menorrhagie, auch als Badezusatz für Hand- und Fußbäder bei Rheuma, Menstruationsschmerzen, Akne und Nesselfieber zu verwenden;

1 großes Glas (ca. 200-250 ml) des frisch aus dem Kraut gepressten Saftes als Tagesdosis *(Mességué)*.

Wurzel

4-6 g Droge als Tagesdosis;

1,5 g (1 Teelöffel = ca. 1,3 g; *Wichtl*) grob gepulverte Droge (auf ca. 150 ml; *d.V.*) zum Absud (kalt ansetzen, bis zum Sieden erhitzen und etwa 1 Minute im Sieden halten, anschließend 10 Minuten abgedeckt ziehen lassen), entsprechend der Tagesdosis 3-4 x täglich 1 Tasse (vgl. *Hager*).

2 gehäufte Teelöffel der Wurzel auf 0,25 Liter Wasser zur Abkochung (mit kochendem Wasser übergießen, noch 5 Minuten kochen und abseihen), morgens und abends 1 Tasse, kurmäßig über einen Zeitraum von 4-8 Wochen *(Pahlow)*.

1 Handvoll (ca. 50 g) der zerhackten frischen Wurzel auf 1 Liter Wasser zur Abkochung (10-15 Minuten; *d.V.*), 3 x täglich 1 Tasse als harntreibendes und blutreinigendes Mittel *(Mességué)*.

Samen (Früchte)

3-7 g der Samen als Tagesdosis;

1 Teelöffel der gequetschten Samen (1 Teelöffel = ca. 1,6 g; *Wichtl*) auf 0,25 Liter Wasser zur Abkochung (kalt ansetzen, aufkochen, 10 Minuten ziehen lassen), 2-4 x täglich 1 Tasse, je nach Bedarf und Verordnung;

1-2 g der zerstoßenen Samen mit Honig vermischt 2-3 x täglich;

1 Teelöffel der gequetschten Samen auf 1 Tasse (150 ml) Wein zur Abkochung (5-10 Minuten), 2 x täglich 1 Tasse;

10-15 Tropfen der Tinktur (1:5 in EtOH 45%) aus den gequetschten Samen 3 x täglich *(Kaufhold)*.

1-2 Teelöffel der gequetschten Samen 2 x täglich (mit etwas Wasser, Wein oder Honig);

10-20 Tropfen der Tinktur (1:6 in EtOH 45% - 40 g auf 250 ml) aus den gequetschten Samen 3 x täglich *(Nejedli)*.

**Die angegebenen Pulvermengen wurden aus dem prozentualen Drogengehalt der von Madaus genannten Frischpflanzenverreibungen „Teep" abgeleitet.

Ernte und Aufbereitung

Die Blätter werden in den Monaten Mai bis Juli gesammelt, die Wurzeln im Frühjahr oder Herbst, die reifen Samen im Sommer. Die Pflanzenteile werden an der Luft getrocknet. Dazu eignet sich eine Einkaufstasche aus dünnem Stoff, die man an einem trockenen, luftdurchströmten Ort aufhängt (den Inhalt von Zeit zu Zeit auflockern).

Mehr Informationen über die Brennnessel findet der Leser in dem Buch: PhytoMagister - Zu den Wurzeln der Kräuterheilkunst - Band 2 - ISBN 978-3-8423-7882-7.

Broccoli-Kohl

(Brassica oleracea var. italica - Kohlgewächse - Brassicaceae)

Broccoli, vor allem der Extrakt aus den Keimlingen, wirkt stark entzündungshemmend und eignet sich daher auch zur begleitenden Behandlung von **Arthrose** und **rheumatoider Arthritis**. Darüber hinaus sind seine Blütenstände wie jene des Blumenkohls ein erstklassiges Mittel gegen das Magen-Darmbakterium **Helicobacter pylori** und dessen schädliche Wirkung auf das Verdauungssystem Eine dreiwöchige Kur mit der Broccoli-Abkochung tötet selbst die in tiefen Schichten der Magenschleimhaut befindlichen Bakterien sicher ab.

Viele Männer haben ab dem 50. Lebensjahr **Prostataprobleme:** Mit dem Urinieren klappt es nicht mehr so richtig, auch Fruchtbarkeit und Libido schwinden (**Impotenz, Unfruchtbarkeit**). Eine Kur mit Broccoli-Absud schafft hier in den meisten Fällen schnelle Abhilfe. Bereits nach 3 Wochen Anwendung ist eine wesentliche Besserung zu spüren. Männer werden wieder fruchtbar, die sexuelle Leistungsfähigkeit sowie das allgemeine Wohlbefinden steigen deutlich. Voraussetzung ist indes, dass man die Kur regelmäßig mehrmals im Jahr durchführt und dass man nur Broccoli aus kontrolliert biologischem Anbau und keine genmanipulierte Ware verwendet (s. Vorwort). Somit ist die Broccoli-Behandlung eine gute Ergänzungs- und Vorbeuge-Therapie gegen **gutartige Prostatavergrößerung**, **Prostataentzündung**, Infektionen des Urogenitaltraktes (**Blasenentzündung**, **Nierenentzündung**, **Vesicula-seminalis-Infektionen** etc.), wobei sich immunstimulierende, entzündungshemmende, antioxidative und antibakterielle Wirkungen ergänzen.

Klinische Studien zeigten überdies, dass die Broccoli-Abkochung nicht nur steinlösende Eigenschaften (**Prostatasteine**) besitzt, sondern auch vorbeugend und therapeutisch gegen **Krebs** wirkt *(Prof. Saraçoglu)*. Die Broccoliwirkstoffe schützen vor chemischen Karzinogenen (krebserregende Stoffe), wie sie z.B. beim Grillen oder Braten von Fleisch und Fisch entstehen. Eine besondere Rolle spielen hier die im Wirkkomplex enthaltenen Glucosinolate, beim Broccoli speziell das Glucoraphanin, das durch Enzymeinwirkung in die aktive Substanz Sulforaphan gespalten wird, dessen Antikrebs-Mechanismen breit gefächert sind. Neben seinen entgiftenden Eigenschaften zeigt Sulforaphan einen hemmenden Effekt auf die Tumorzellen selbst, indem es den programmierten Zelltod (Apoptose) auslöst. Ferner wirkt es auf Tumorstammzellen, wie sie in großer Anzahl in Tumoren der Bauchspeicheldrüse (Pankreas) nachweisbar sind. Das Pankreaskarzinom breitet sich aggressiv aus, streut Krebszellen in andere Organe und ist gegen konventionellen Chemotherapien weitgehend unempfindlich. Solche Stammzellen schützen sich durch einen speziellen, die Apoptose verhindernden Mechanismus, den NF-κB-Signalweg, der ebenfalls durch Sulforaphan gehemmt wird. Indes wirkt Sulforaphan nicht nur auf einzelne Tumorzellen, sondern kann durch Herunterregulierung unterschiedlicher Faktoren das Wachstum ganzer Tumore beeinflussen. Epidemiologische Studien zeigten eine Antikrebswirkung von Gemüse der Kreuzblütlerfamilie (wozu auch Broccoli, Blumen- und Rosenkohl gehören) gegen folgende Krebsarten auf: Magenkrebs, **Darmkrebs**, Lungenkrebs, Prostatakrebs, Blasenkrebs, Brustkrebs, Gebärmutterkrebs und Bauchspeicheldrüsenkrebs (*Ingrid Herr & Vanessa Rausch & Markus W. Büchler*, Senfölbombe der Kreuzblütler - pflanzlicher Verteidigungsmechanismus mit therapeutischer Wirkung, Deutsche Zeitschrift für Onkologie 2013).

Zubereitung und Anwendung

250 g Broccoli in 0,5-1 Liter Wasser geben, genau 7 Minuten kochen lassen und sofort abgießen. Den Absud in 2 Portionen teilen; eine Hälfte morgens nüchtern, die andere abends vor dem Schlafengehen trinken. Danach darf für mindestens 20 Minuten nichts gegessen und außer Wasser nichts getrunken werden (kein Salz, keine Gewürze). Das gekochte Broccoli-Gemüse kann man zusätzlich essen. **Anwendungsdauer:** 7 Tage anwenden, 3 Tage pausieren. Diese Prozedur 3 x nacheinander durchführen, so dass die Gesamtdauer incl. der Pausen 27 Tage beträgt (Patienten, die seit mehr als 4 Jahren an Prostataentzündung bzw. Prostatavergrößerung leiden, wiederholen den Vorgang 6 x hintereinander und kommen so insgesamt auf 57 Tage). Nach dieser Startkur kann alle 8 Wochen eine 10tägige Auffrischungskur gemacht werden *(Saraçoglu)*. Bei der Zubereitung und Anwendung gemäß der von *Saraçoglu* genannten Heilanzeigen wird Broccoli, soweit machbar, nicht zerschnitten, sondern als Ganzes gekocht. Will man jedoch eine stärkere Antikrebswirkung erzielen, schneidet man Broccoli so klein wie möglich und kocht ihn nur 4-5 Minuten (das gekochte Broccoli-Gemüse muss ebenfalls verzehrt werden). Beim Zerschneiden werden die in getrennten Kompartimenten aufbewahrten Stoffe Glucoraphanin und Myrosinase in größerer Menge freigesetzt als beim Kochen allein, wobei Glucoraphanin durch enzymatische Hydrolyse in die aktive Substanz Sulforaphan gespalten wird. Einen bis zu 100fach höheren Gehalt an Glucoraphanin besitzen die aus den Samen gezogenen Broccoli-Keimlinge, von denen für die Krebstherapie als Tagesdosis nur ca. 60 g benötigt werden *(Kaufhold)*.

Dosierungsempfehlungen

250 g der Blütenstände auf 1 Liter Wasser zur Abkochung (4-7 Minuten), über einen Zeitraum von 27 bzw. 57 Tagen (mit jeweils 3 Tagen Pause nach 7 Tagen) morgens nüchtern und vor dem Abendessen jeweils ca. 0,5 Liter schluckweise trinken;
500 g der Blütenstände als maximale Tagesdosis, Zubereitungen entsprechend *(Saraçoglu)*.
60 g der Keimlinge als maximale Tagesdosis, Zubereitungen entsprechend *(Kaufhold)*.

Mehr Informationen über Broccoli findet der Leser in dem Buch: PhytoMagister - Zu den Wurzeln der Kräuterheilkunst - Band 1 - ISBN 978-3-8370-1198-2.

Gelbwurzel

(Curcuma longa - Ingwergewächse - Zingiberaceae)

Gelbwurzel (-stock) als ein sehr wirksames natürliches Antibiotikum, das der Darmflora nicht schadet, sondern sie im Gegenteil unterstützt, ist besonders für Patienten geeignet, die an **chronischen Schwächezuständen** oder allgemein an **chronischen Krankheiten** leiden. Überdies reinigt und erwärmt sie das Blut, stimuliert die Bluterneuerung und reguliert den Stoffwechsel, regt ihn bei Unterfunktion an und dämpft ihn bei Überfunktion, weshalb sie ein ausgezeichnetes Mittel bei Verdauungsstörungen ist. Ebenso erfolgreich wird sie verordnet gegen Allergien sowie bei Darmentzündung, Reizdarm, Morbus Crohn, Colitis (Dickdarmentzündung), Darmgeschwüren, Colitis ulcerosa, Mastdarmentzündung, Darmpolypen, Durchfall, Bakterienruhr, Amöbenruhr und Würmern, ferner bei Blasenentzündung, Nierenentzündung, intermittierendem Fieber (Malaria), Fieberkrankheiten der Kinder, Diabetes (Kapha- und Pitta-Typ) und Harnzwang, Wassersucht, Ödemen, Bauchwassersucht, Lebererkrankungen (chronische Hepatitis, Gelbsucht), Gallenblasenentzündung bzw. Gallenwegsentzündung, chronischem Bronchialasthma, Psoriasis (Schuppenflechte) und Uveitis (Entzündung der Uvea = mittlere Augenhaut: umfasst Choroidea, Corpus ciliare und Iris). Nicht zuletzt ist die Gelbwurzel, innerlich wie äußerlich angewendet, eine gute Arznei gegen **rheumatische Gelenkschmerzen**, insbesondere der Schultergelenke (**Schulterschmerzen**, **Schultersteife**), mit einem beachtlichen Potential zur Behandlung unterschiedlicher **Krebserkrankungen**:

In Indien, wo der Konsum von Curcuma als ein Bestandteil der *Curry-Gewürzmischungen etwa 1,5-2 g pro Person und Tag beträgt, ergaben statistische Erhebungen, dass die Krebsrate bei **Lungenkrebs** achtmal, bei **Dickdarmkrebs** neunmal, bei **Brustkrebs** fünfmal und bei **Nierenkrebs** zehnmal niedriger liegt als bei gleichaltrigen Europäern.

*Zusätzliche Komponenten der Curry-Mischungen sind u.a. Bockshornkleesamen, Ingwerwurzel, Korianderfrüchte und Schwarzer Pfeffer, von denen besonders letzterer die Aufnahme des in der Gelbwurzel enthaltenen und für die Antikrebswirkung verantwortlich gemachten Curcumins im Verdauungstrakt beschleunigt; auch wird die Bioverfügbarkeit von Curcumin durch einen Gesamtextrakt aus der Wurzel (Rhizom) deutlich erhöht.

Die Entstehung von Krebs ist von vielen Faktoren abhängig, die letztlich dazu führen, dass eine differenzierte Zelle ihre spezifischen Eigenschaften verliert, die Merkmale, die sie z.B. zu einer Zelle des Lungen- oder Lebergewebes machen. Die Zelle entartet und vermehrt sich unkontrolliert, bildet schließlich Zellhaufen (Tumoren), die ihre Zellen in die Blutbahn streuen und so Tochtergeschwülste (Metastasen) bilden. Curcuma bzw. das im Wirkstoffkomplex enthaltene Curcumin ist nun durch Beeinflussung bzw. Herunterregulierung bestimmter Faktoren in der Lage, es einerseits gar nicht erst zur Zellentartung kommen zu lassen, andererseits vorhandene Krebszellen wieder in die Differenzierung zu zwingen oder aber zum kontrollierten Selbstmord (Apoptose) anzuregen. Auch sorgt es dafür, dass Krebszellen nicht in die Blutbahn und von dort aus in andere Gewebe gelangen bzw. Metastasen bilden können. Aus diesem Grund kann Curcuma nicht nur vorbeugend gegen Krebs (Darmkrebs, Magenkrebs, Gebärmutterkrebs, Prostatakrebs, Brustkrebs, Lungenkrebs etc.), sondern auch zu dessen Behandlung eingesetzt werden - inwieweit letzteres geschieht und in welchen Fällen, entscheidet allein der Arzt.

Äußerlich wird Curcuma in Form einer Paste mit Honig oder eines Ölauszugs bei Hauterkrankungen, Prellungen, Verstauchungen, Zerrungen und Juckreiz verwendet. Innerlich wie äußerlich wirkt sie tonisierend auf die Haut, extern ebenfalls gegen bestimmte Arten von Hautkrebs. Da Curcuma die Dehnbarkeit (Elastizität) der Bänder fördert, sollten Patienten mit verkürzten, steifen Sehnen die betroffenen Körperteile eine halbe Stunde vor den Dehnübungen gut mit dem Ölauszug einreiben. (Vorsicht: Der Ölauszug verursacht Flecken auf Kleidung! In dem Fall Kleidung nach dem Waschen in die pralle Sonne legen.)

Zubereitung und Anwendung

Hautveränderungen: Die Wundauflagefläche eines Pflasters wird zunächst mit Spitzwegerichtinktur oder -extrakt getränkt, danach mit Gelbwurzelpulver bestrichen und auf die Haut gebracht. Das Pflaster muss täglich erneuert werden.

Durchfall, Darminfektionen, Bakterienruhr, Amöbenruhr: Es wird mehrmals täglich 1 g einer Mischung aus 3 Teilen Gelbwurzelpulver, je 2 Teilen geriebenem frischem Knoblauch und Ingwer sowie 1 Teil gepulverter Bockshornkleesamen gegeben. Es kann auch zunächst eine Mischung aus 7 Teilen Gelbwurzelpulver, 1 Teil pulverisiertem Ingwer und 2 Teilen Bockshornkleesamen hergestellt und davon 1 g zusammen mit ein wenig frischem Knoblauch und etwas Wasser eingenommen werden. Als Wechselmittel dient eine Teemischung aus 40 g Schafgarbenkraut, 30 g Salbeiblättern und 30 g Thymiankraut. Dosierung: 1-2 Teelöffel mit 0,25 Liter kochendem Wasser übergießen, 10-12 Minuten abgedeckt ziehen lassen, 2-3 x täglich 1 Tasse zwischen den Mahlzeiten.

Zubereitung und Anwendung (Ayurveda)

Wunden, Blutungen, Allergien, Quetschungen, Prellungen: Es wird der aus der frischen Wurzel gepresste Saft, das Gelbwurzelpulver oder eine Paste daraus aufgetragen.

Gürtelrose bzw. **Herpes zoster, blasenbildende Krankheiten bzw. Pemphigus:** Es wird eine dicke Schicht Senföl aufgetragen und anschließend mit Gelbwurzelpulver bestäubt. Die Heilung erfolgt innerhalb von 3-4 Tagen.

Nesselsucht: Ein Paste aus Joghurt und Gelbwurzelpulver wird äußerlich angewendet.

Wunden, schlaffe Haut: Eine Mischung aus Gelbwurzelpulver und Alaunpulver wird mit Wasser zu einem Brei verrührt und aufgetragen.

Ekzeme, durch unreines Blut verursachte Hauterkrankungen: Das Wurzelpulver wird innerlich und äußerlich angewendet.

Juckreiz: Es wird eine Paste aus den Blättern von Adhatoda vasica (Justicia adhatoda), Gelbwurzelpulver und Kuh-Urin aufgetragen.

Schwellungen: Die geschwollenen Körperpartien werden mit einer Paste aus Gelbwurzelpulver und einer kleinen Menge Borax bestrichen.

Würmer: Es werden 10-20 ml des Saftes aus der Wurzel verabreicht.

Hautausschlag, Juckreiz, schmerzende Hämorrhoiden: Eine Salbe aus Hanfblättern, Gelbwurzelpulver, Zwiebeln und Leinöl wird aufgetragen.

Malaria, Verdauungsstörungen, Blähungen, Verdauungsschwäche, Hautunreinheiten, Harnwegserkrankungen: Es wird 1 g des Wurzelpulvers innerlich verabreicht.

Digestivum: Es wird 1 g einer pulverisierten Mischung aus je 2 Teilen Gelbwurzel, langem Pfeffer, Ingwer und Kardamom sowie 1 Teil schwarzem Pfeffer eingenommen.

Augenbindehautentzündung, andere Augenentzündungen: Es wird eine Augenwäsche mit der Wurzelabkochung (1:20) vorgenommen oder ein mit der Abkochung getränkter Umschlag aufgelegt.

Kopfschmerzen: Eine Paste aus der Wurzel wird auf Stirn und Schläfen aufgetragen.

Ohrenentzündung: Eine Mischung aus Gelbwurzelpulver und Alaunpulver wird ins Ohr geblasen.

Hysterieanfälle: Der Rauch brennender Gelbwurzel wird eingeatmet (danach darf einige Stunden nicht getrunken werden).

Diabetes: Es wird 2-3 x täglich 1 Teelöffel Gelbwurzelpulver eingenommen.

Erkältung, Grippe: Mehrmals täglich wird eine mit Zucker gesüßte Milchabkochung der Wurzel getrunken.

Husten, Bronchitis, andere Erkrankungen der Atemwege: Es wird 1 g Gelbwurzelpulver mit Ghee (durch Erhitzen geklärte Butter) vermischt eingenommen oder der Rauch brennender Gelbwurzel durch die Nase eingeatmet.

Gelbsucht, Diabetes: Gelbwurzelpulver wird zusammen mit Phyllanthus emblica (syn. Emblica officinalis, Amalaki) gegeben.

Harnwegserkrankungen: 10-20 ml des frischen Safts aus der Wurzel werden regelmäßig, über den Tag verteilt, eingenommen.

Alle übrigen innerlichen Heilanzeigen: Nach Bedarf wird 2-3 x täglich 1 Tasse eines Aufgusses aus 0,5-1 Teelöffel der grob gepulverten Wurzel und 0,25 Liter kochendem Wasser getrunken, oder es werden 2-3 x täglich 0,5-1 g des Pulvers mit etwas Wasser verabreicht.

Gallenkoliken (Sell)

Pfefferminzblätter	25,0
Kamillenblüten	25,0
Gelbwurzel	25,0 (wissenschaftlich korrekt: Gelbwurzelstock bzw. -rhizom)

(Aufguss: 2 Teelöffel auf 0,2 Liter Wasser)

Zur Vorbeugung gegen und Behandlung von Krebs (Kaufhold)

Gelbwurzeltrockenextrakt	50,0	(falls nicht verfügbar, dann Gelbwurzel gepulvert)
Gelbwurzel gepulvert	20,0	
Kreuzkümmelfrüchte gepulvert	5,0	
Korianderfrüchte gepulvert	5,0	
Fenchelfrüchte gepulvert	5,0	
Löwenzahnwurzel mit Kraut gepulvert	5,0	
Klettenwurzel gepulvert	5,0	
Kardobenediktenkraut gepulvert	5,0	(Cnici benedicti herb)

(Pulver: Die Drogen zu feinem Pulver mahlen und mit dem Curcuma-Extrakt mischen; das fertige Arzneipulver in Kapseln (Größe 0, Inhalt: 0,68 ml, Füllmenge: ca. 250 mg) bringen und nach Bedarf bzw. je nach Verordnung 3 x täglich 1-3 Kapseln mit Wasser vor den Mahlzeiten einnehmen. **Hinweise:** Diese Rezeptur darf zur Krebsbehandlung nur mit Zustimmung des behandelnden Arztes angewendet werden! Auch die vorbeugende Einnahme ist immer mit einem Arzt abzusprechen! - Die Kombination von Curcuma, Kreuzkümmel,

Koriander, Fenchel, Löwenzahn, Klette und Benediktendistel bzw. Kardobenediktenkraut ist urheberrechtlich geschützt. Kommerzielle Verwertung nur mit Genehmigung!)

Gelbwurzel-Haferflocken-Suppe

Einen Porzellan-Suppenteller mit Wasser füllen, so viel Haferflocken (von der feinen Sorte) gleichmäßig verteilt einstreuen, bis das Wasser noch etwa 2-3 mm über den Haferflocken steht; den Teller in die Mikrowelle stellen und bei voller Leistung so lange erhitzen, bis die Flocken aufschäumen; den Teller entnehmen, Kuhmilch, Soja-Reis-Getränk oder Wasser sowie einen gehäuften Teelöffel Curcuma-Pulver und etwas Schwarzen Pfeffer zugeben, umrühren und warm essen *(Kaufhold)*.

Gelbwurzel-Tinktur

50 g der grob gepulverten oder fein geschnittenen Wurzel in 250 g (263 ml) 38%igem Kornbrand ansetzen (1:5 in EtOH 38%), bei Raumtemperatur für 10 Tage an einen dunklen Ort stellen, anschließend filtern und in eine Flasche aus braunem Glas füllen. Bei Zahnfleischentzündung 5 Tropfen der Tinktur zusammen mit 15-20 Tropfen Myrrhentinktur in einen Esslöffel (ca. 15 ml) lauwarmes Wasser geben und 2 Minuten lang den Mund damit spülen. Innerlich 3 x täglich 15-20 Tropfen der Tinktur in etwas Wasser einnehmen *(Kaufhold)*.

Gelbwurzel-Öl

20 g der zu grobem Pulver zerstoßenen Wurzel in einem dichtschließenden Glas für 4 Wochen in 100 g Olivenöl ansetzen, anschließend filtrieren und den fertigen Ölauszug in eine Flasche aus braunem Glas füllen; äußerlich zu Einreibungen anzuwenden. Zur Beachtung: Dieser Ölauszug verursacht kaum zu entfernende Flecken! Befleckte Kleidung nach dem Waschen in die Sonne legen.

Gegenanzeigen & Anwendungsbeschränkungen

Bei Verschluss der Gallenwege dürfen Zubereitungen aus Gelbwurzel nicht eingenommen werden, bei Gallensteinleiden nur nach Rücksprache mit dem Arzt (vgl. *Hager*).

Dosierungsempfehlungen

1,5-3 g der Droge als Tagesdosis, Zubereitungen entsprechend;
0,5-1 g des Pulvers (0,5 bis 1 gestrichener Teelöffel) 2-3 x täglich zwischen den Mahlzeiten;
0,5-1 g der grob gepulverten Droge auf 150 ml kochendes Wasser zum Aufguss (5 Minuten abgedeckt ziehen lassen), 2-3 x täglich 1 Tasse zwischen den Mahlzeiten;
10-15 Tropfen der Tinktur (1:10) 3 x täglich mit etwas Wasser (vgl. *Hager*).
0,25-1 g des Pulvers aus der Wurzel als Einzeldosis *(Lad & Frawley)*.
0,5 g des Pulvers 3 x täglich mit einer Oblate einnehmen *(Pahlow)*.
1 g des Pulvers (1 gestrichener Teelöffel = ca. 1,5 g) 3 x täglich zwischen den Mahlzeiten mit etwas Wasser und Schwarzem Pfeffer *(Kaufhold)*.
10 Tropfen der Tinktur (1:2,5 in EtOH 50% - 100 g auf 270 ml) aus der getrockneten Wurzel 3 x täglich *(Nejedli)*.

Ernte und Aufbereitung

Die unterirdischen Teile werden von Dezember bis Januar geerntet, wobei die Knollen und Rhizom-Äste (vom Verfasser im vorangegangenen Text der Einfachheit halber als Wurzel bezeichnet) von anhaftenden Wurzeln getrennt, kurz in kochendes Wasser getaucht und dann zum Trocknen in die Sonne gelegt werden. Durch das Abbrühen wird der Farbstoff aus den Sekretzellen über die ganze Droge verteilt, was zu einer Gelbfärbung und einer hornartigen Beschaffenheit der Droge führt. Die birnenförmigen Knollen tragen die Bezeichnung Curcumae rotundae rhizoma; die langen Rhizom-Äste heißen Curcumae longae rhizoma.

Mehr Informationen über die Gelbwurzel findet der Leser in dem Buch: PhytoMagister - Zu den Wurzeln der Kräuterheilkunst - Band 2 - ISBN 978-3-8423-7882-7.

Giersch (Geißfuß)

(Aegopodium podagraria - Doldengewächse - Apiaceae)

Wie schon der griechische Name Podagra* sagt, ist der Giersch oder Geißfuß ein probates Mittel gegen Gicht (Arthritis urica). Aber auch bei der Behandlung von Hämorrhoiden, Krampfadern, Gelenkrheumatismus (**rheumatoide Arthritis**), Ischias, Lumbago wie ebenfalls bei Gelenk- und Sehnenproblemen infolge einer falschen Bewegung ist er sehr hilfreich. Denn nicht selten kommt es vor, dass man sich auf irgendeine Weise den Fuß vertreten hat; man kann nicht mehr richtig laufen, sondern hinkt eine Zeitlang. Manchmal lässt der Schmerz bereits kurz darauf nach, doch oft besteht das Problem den ganzen Tag oder gar mehrere Tage lang, und man weiß nicht, wie man das angestellt hat. Hier bringen die Gierschsalbe oder das Gierschöl (Ölauszug) meist schnelle Hilfe, auch bei anderen Gliederschmerzen, zuweilen auch bei Hüftgelenksschmerzen.

Die jungen Blätter als Aufguss oder Salat zubereitet, reinigen Magen und Darm, sorgen für guten Stuhlgang und bekämpfen Würmer. Gleich in welcher Form der Giersch angewendet wird, ob als Aufguss, Breiauflage, Salbe, Bad oder Öl, er hilft in jedem Fall.

*Podagra = Fußschmerz, Fußlähme, Fußgicht, aber auch Gicht allgemein; Podagram, Podegramm = Fußkrampf (noch 1712 stellte man sich das Podagra als Gelenkkrampf vor, der von unordentlicher Bewegung der Lebensgeister herrühren sollte).

Bereits *Matthiolus*, der den Geißfuß unter dem Namen ,Girsing' kannte, erwähnte seine gute Wirkung gegen Gicht und Hüftwehe (s.d.), und auch *Johnson* lobte seine Heilkraft bei Podagra, die sich nicht auf eine Schmerzlinderung beschränke, sondern überdies zu einem Rückgang der Schwellung und Entzündung führe.

Zubereitung und Anwendung

Kraut & Wurzel

Krampfadern, Hämorrhoiden, Muskelschmerzen, Gicht, Rheuma, Arthritis, Ischias, Lumbago: Dem Vollbad wird eine Abkochung aus 200 g der getrockneten Wurzeln und 2 Liter Wasser zugesetzt (zusätzlich 1-2 x täglich Einreibungen mit Giersch-Öl oder Breiauflagen aus den frischen Blättern; innerlich bei Gicht und rheumatischen Erkrankungen 2-4 x täglich 1 Tasse eines Aufgusses aus 1-2 Teelöffeln des Krautes bzw. einer Mischung aus Blüten und Blättern sowie 0,25 Liter kochendem Wasser oder 2 x täglich 2 g des Pulvers aus der Wurzel in Wasser oder Wein einnehmen).

Rheuma, Arthrose: Rheumatiker legen sich die frischen (im Winter die getrockneten) Blätter in die Schuhe. Ebenso können Gelenke und Muskeln mit dem Giersch-Öl eingerieben werden.

Hämorrhoiden, Krampfadern, Wunden, Insektenstiche: Es wird ein Umschlag aus dem gekochten oder ein Brei aus dem frischen Kraut aufgelegt.

Hämorrhoiden: Eine Abkochung (10-15 Minuten) aus 100 g einer Mischung aus Gierschkraut und -wurzeln sowie 1,5 Liter Wasser wird einem Sitzbad zugefügt, oder es wird das frische Kraut mit kochendem Wasser übergossen und dann, so heiß es vertragen wird (nicht über 40 °C; *d. V.*), aufgelegt *(Johnson)*.

Bisswunden: Hundebisse, Schlangenbisse: Es wird ein Brei aus dem frischen Kraut aufgetragen.

Zahnschmerzen: Es werden mehrmals täglich Mundspülungen mit einem Absud aus dem Kraut und Wein (nur sieden, nicht kochen) gemacht.

Septisches Fieber bei Typhus, Pneumonie etc.: Mehrere Tage lang werden 1 x täglich 4 g (oder 2 x täglich 2 g; *d. V.*) der gepulverten Wurzel in 150 ml eines Absuds aus 1-2 Teelöffeln des Krautes und 0,25 Liter Wein eingenommen *(Tabernaemontanus)*.

Schnupfen: Man legt das frische oder getrocknete Kraut auf glühende Kohlen (oder auf eine heiße Herdplatte) und atmet die Dämpfe ein.

Bronchitis, Husten, Lungenkatarrh, Rheuma, Gicht: Nach Bedarf wird 2-4 x täglich 1 Tasse eines Aufgusses aus 1-2 Teelöffeln des Krautes bzw. einer Mischung aus Blüten und Blättern (eventuell etwas Wacholder oder Salbei hinzugeben) und 0,25 Liter kochendem Wasser eingenommen.

Verdauungsstörungen, Nierenschwäche, Blasenleiden, alle übrigen innerlichen Heilanzeigen: Nach Bedarf wird 2-4 x täglich 1 Tasse eines Aufgusses aus 1-2 Teelöffeln des Krautes bzw. einer Mischung aus Blüten und Blättern und 0,25 Liter kochendem Wasser getrunken.

Gicht, Ischias, Rheuma, Husten, Lungenkatarrh (Künzle)

Gierschkraut mit Blüten   20,0
Salbeiblätter   20,0   (oder Wacholderbeeren)

(Aufguss: 2 Teelöffel auf 0,25 Liter kochendes Wasser, 10 Minuten ziehen lassen, 2-3 x täglich 1 Tasse)

Salbe zur Linderung von Gichtschmerzen (Kaufhold)

Giersch-Ölauszug   50,0
Johanniskraut-Ölauszug*   20,0
Arnikablüten-Ölauszug*   10,0

(Ölauszug: Von jeder der drei Drogen einen Ölauszug (Olivenöl oder 70% Olivenöl, 30% Mandelöl) herstellen, im angegebenen Verhältnis mischen, erwärmen und zunächst 2 Teelöffel Bienenwachs zugeben, abkühlen lassen, Konsistenz prüfen und eventuell weiteres Bienenwachs zufügen. Mehrmals täglich die schmerzenden Stellen einreiben. Herstellung von Ölauszügen: s. Band 1, S. 156 ff. - *Diese Öle sind auch in der Apotheke erhältlich.)

Gliederschmerzen, Muskelschmerzen (Kaufhold)

Giersch-Ölauszug   25,0
Eisenkraut-Ölauszug   25,0   (Wechselmittel: Melissenblätter-Ölauszug)
Salbeiblätter-Ölauszug   25,0
Lavendelblüten-Ölauszug   25,0

(Ölauszug: Von jeder der vier Drogen einen Ölauszug (Olivenöl) herstellen und im angegebenen Verhältnis mischen. Mehrmals täglich die schmerzenden Stellen einreiben. Herstellung von Ölauszügen: s. Band 1, S. 156 ff.)

Giersch-Salbe

Das fertige Giersch-Öl (s. S. 86) leicht erhitzen und zunächst auf 100 g Öl 10 g Bienenwachs einrühren (ca. 2 Teelöffel; s. Band 1, S. 157), abkühlen lassen, Konsistenz prüfen und gegebenenfalls schrittweise weiteres Bienenwachs zufügen (Kaufhold).

Giersch-Öl (gegen Rheuma, Gichtschmerzen und Krampfadern)

Frische Blätter (oder das frische blühende Kraut) zwischen den Händen zu Kugeln rollen, einige zerquetschte Wurzeln zugeben und mit dieser Mischung ein Glas zu ca. 70% füllen, tropfenweise so viel 96%igen Weingeist zugeben, dass die Blätter unter Schütteln nur gut feucht werden und sich keine Tropfen unten im Glas sammeln. Das Glas zuerst für 20-30 Minuten bei ca. 50 °C in den Heißluftherd stellen, anschließend mit Oliven- oder Sonnenblumenöl auffüllen und gut verschlossen für 14 Tage an einen warmen Ort oder für 2 Tage bei 40-45 °C zurück in den Heißluftherd stellen, täglich mehrmals schütteln. Danach den Ölauszug filtern und im Kühlschrank oder in der Gefriertruhe aufbewahren.

Oder zwei Handvoll frische Blätter und einige Wurzeln in einem Mörser (aus Porzellan oder Stein) mit 10 Tropfen destilliertem Wasser zu feinstem Brei zerstampfen und zerreiben, in einen Keramik- oder Glastopf geben, mit ca. 200 ml Olivenöl übergießen und unter oftmaligem Rühren (mit einem Holzlöffel) für ca. 30-45 Minuten* bei sehr kleiner Hitze sieden lassen (eventuell noch 20-30 Tropfen kalt gepresstes Rizinusöl zumischen), danach in warmem Zustand durch einen Kaffeefilter in einen hitzebeständigen Glasbehälter gießen und auf Raumtemperatur abkühlen lassen; falls das Öl trübe wird, den Behälter unverschlossen erneut einige Zeit sieden lassen oder für ca. 60-90 Minuten bei ca. 100-105°C in den Heißluftherd stellen; bleibt es klar, dann gleich in eine Flasche aus braunem Glas füllen. Anschließend eine kleine Flasche (30 ml) mit Tropfer für den Gebrauch abfüllen und die große Flasche im Kühlschrank lagern (nach der Entnahme aus dem Heißluftherd kann durch Einrühren von Bienenwachs auch eine Salbe hergestellt werden: auf 100 g Öl 10 g Wachs; s. Band 1, S. 157). Mehrmals täglich die schmerzenden Stellen gut einreiben *(Kaufhold)*.

*Das Öl so lange sieden lassen, bis es keine Feuchtigkeit in Form von Wasserdampf mehr abgibt; dies ist der Fall, wenn man den Topf für ca. 30 Sekunden mit einem Porzellanteller abdeckt und dieser nicht mehr beschlägt.

Kräutersuppe mit Geißfuß

160 g Wildkräuter (Geißfuß-, Malven- und Brennnesselblätter, Triebe vom Wiesenbärenklau, Vogelknöterich etc. zu gleichen Teilen), 40 g Hafergraupen, 1 Karotte, 1-2 Zwiebeln, 10 g Fett, 1 Tasse Sauerrahm.

Zunächst die Graupen halbgar kochen, dann die Kräuter und die Karotte hinzufügen und noch 15 Minuten kochen lassen. Zuletzt die angebratenen Zwiebeln hinzugeben, nach Geschmack würzen und mit Sauerrahm verfeinern *(Storl)*.

Dosierungsempfehlungen

3 Teelöffel (2,6-3,9 g) des **Krautes** auf 0,4 Liter kochendes Wasser zum Aufguss (10 Minuten), über den Tag verteilt trinken;
0,5 Teelöffel (ca. 750 mg) des Pulvers aus dem **Kraut** 3 x täglich (vgl. *Madaus***).
1-2 Esslöffel (ca. 30 ml) des Frischpflanzensaftes als Tagesdosis;
1-3 g des getrockneten **Krautes** als Tagesdosis (vgl. *Hager*).
2 Teelöffel der getrockneten **Blätter und Blüten** auf 0,25 Liter kochendes Wasser zum Aufguss (10 Minuten abgedeckt ziehen lassen), 2-4 x täglich 1 Tasse gegen Rheuma und Gicht;
200 g der **Wurzel** auf 2 Liter Wasser zur Abkochung (10-15 Minuten) als Badezusatz gegen Rheuma und Gicht;
2 g des Pulvers aus **Wurzel oder Kraut** (oder einem Gemisch von beidem) 2 x täglich in etwas Wasser oder Wein;
10-20 Tropfen der Tinktur (1:10 in EtOH 45%) aus dem getrockneten blühenden **Kraut** 2-3 x täglich *(Kaufhold)*.
2 Teelöffel des frischen oder getrockneten **Krautes** auf 1 Tasse siedendes Wasser zum Aufguss, 3 x täglich 1 Tasse, kurmäßig über einen Zeitraum von 6 Wochen *(Storl)*.

**Die angegebenen Pulvermengen wurden aus dem prozentualen Drogengehalt der von Madaus genannten Frischpflanzenverreibungen „Teep" abgeleitet.

Ernte und Aufbereitung

Das blühende Kraut wird von Mai bis September gesammelt, die Wurzeln im Herbst oder zeitigen Frühjahr. Die Pflanzenteile werden bei künstlicher Wärme unter 40 °C oder im Freien getrocknet. Dazu eignet sich eine Einkaufstasche aus dünnem Stoff, die man an einem trockenen, luftdurchströmten Ort aufhängt - den Inhalt von Zeit zu Zeit auflockern.

Mehr Informationen über Giersch findet der Leser in dem Buch: PhytoMagister - Zu den Wurzeln der Kräuterheilkunst - Band 1 - ISBN 978-3-8370-1198-2.

Goldrute, Echte

(Solidago virgaurea - Korbblütengewächse - Asteraceae)

Die Echte Goldrute ist das allerbeste Mittel für die Nieren. Aufgrund ihrer entzündungshemmenden, die Harnausscheidung quantitativ und qualitativ verbessernden Eigenschaften (die Chlorid-, Harnsäure-, Harnstoff- und Kreatininausscheidung wird erhöht) gilt sie als Therapeutikum ersten Ranges und wird mit großem Erfolg vor allem eingesetzt gegen **akute und chronische Nieren- und Blasenentzündung, Albuminurie** (Ausscheidung von Eiweiß mit dem Harn durch eingeschränkte Nierenfunktion), **Ödeme renalen Ursprungs, verminderte Harnausscheidung, Nierensteine, Blasensteine** (auch bei Schrumpfniere kann eine Behandlung versucht werden), bei dunklem, trübem und stinkendem Harn sowie bei **viralen und bakteriellen Harnwegsinfektionen** (grampositive Bakterien). Ferner wird sie u.a. verordnet bei **Urämie** (Harnvergiftung durch Niereninsuffizienz), **urämischem Asthma, Harnverhaltung,** Bettnässen und Prostatavergrößerung, ebenso bei nervösem Asthma, **Rheuma, Arthritis, Arthrose (vor allem der großen Gelenke),** erhöhtem Harnsäurespiegel, Gicht, Pfortaderstauungen und Venenleiden (Krampfadern). Auch bei Lebererkrankungen und Gallenblasenentzündung leistet sie gute Dienste.

Ein ebenso wichtiges Mittel ist sie bei der Behandlung von Allergien wie Pollenallergie (Heuschnupfen), besonders auch bei durch starke seelische Belastungen (Trauer, Ärger, Stress) ausgelösten Überempfindlichkeitsreaktionen. In solchen Fällen sind im energetischen Sinne die Nieren beteiligt (nicht umsonst heißt es: das geht ihr sehr an die Nieren), was dann, gemeinsam mit anderen Faktoren, zu allergischem Asthma bzw. allergischem Husten führen kann, nicht selten auch zu Neurodermitis, die hier ebenfalls als Heilanzeige zu nennen ist. Hilfreich ist die Goldrute überdies bei allergischen Erscheinungen, die ihre Ursache in Strahlung und elektrischen bzw. elektromagnetischen Feldern haben, zudem bei Hautallergien allgemein sowie bei durch chemische und physikalische Reize bedingten Hypersensibilisierungen. Äußerlich wird sie u.a. bei Ekzemen und schlecht heilenden Wunden angewendet.

Nicht zuletzt ist die Goldrute, vor allem in Form der Tinktur, ein hervorragendes Mittel gegen Zahnfleischentzündung und lockere Zähne, besonders in Kombination mit anderen Pflanzen wie Salbei, Bohnenkraut, Thymian etc. - s. Band 1, S. 15

Die schmerzlindernden und entzündungshemmenden Wirkungen von Solidago virgaurea sind durch mehreren Studien belegt. **Wichtiger Hinweis:** Nicht jede Apotheke führt die Echte Goldrute (Solidago virgaurea). Oft erhält man unter dem Namen Solidaginis herba auch Solidago canadensis oder Solidago gigantea. Diese beiden Arten sind, verglichen mit Solidago virgaurea, minderwertig, da das wichtige Glucosid ‚Leiocarposid' fehlt.

Zubereitung und Anwendung

Nierenentzündung, Nierensteine, Nierengrieß, Ödeme renalen Ursprungs, Candida albicans, Blasenentzündung, Blasensteine: Nach Bedarf wird 2-3 x täglich 1 Tasse eines Aufgusses (10 Minuten ziehen lassen) aus 1-2 gehäuften Teelöffeln des Krautes und 0,25 Liter siedendem Wasser getrunken, oder es werden 3 x täglich 20-40 Tropfen der Tinktur (1:10 in EtOH 38%), in akuten Fällen von Nieren- und Blasenentzündung bis zu 6 x täglich 2 Teelöffel der Tinktur, entsprechend einer Tagesdosis von 60 ml Tinktur oder 5,7 g Goldrutenkraut, gegeben.

Allergisches Asthma, allergischer Husten: Es werden 2 x täglich 20-40 Tropfen der Tinktur (1:10 in EtOH 38%) in einem Glas Wasser eingenommen (in dem eventuell zuvor eine Brausetablette mit Efeu-Extrakt aufgelöst wurde).

Nierensteine, Blasensteine: Nach Bedarf werden 1-3 x täglich etwa 4 g (1 Quintlein) des gepulverten Krautes mit einem weichgekochten Ei gegessen *(Lonicerus)*.

Venenentzündung, eitrige Wunden, Ekzeme: Ein Brei aus dem frischen Kraut wird aufgetragen oder ein mit dem Aufguss getränktes Tuch aufgelegt.

Zahnfleischgeschwüre, lockere Zähne, Candida albicans, Ohrenschmerzen: Es werden Spülungen und Pinselungen mit dem Aufguss oder der Tinktur (1:10 in EtOH 38%) gemacht. Bei Ohrenschmerzen wird die leicht verdünnte Tinktur ins Ohr geträufelt.

Alle übrigen innerlichen Heilanzeigen: Nach Bedarf wird 2-3 x täglich 1 Tasse eines Aufgusses (10 Minuten ziehen lassen) aus 1-2 gehäuften Teelöffeln des Krautes und 0,25 Liter siedendem Wasser oder es werden 2-3 x täglich 20-40 Tropfen der Tinktur gegeben.

Nierenbeckenentzündung (Klostermedizin)

Echtes Goldrutenkraut	10,0	(Solidaginis virgaureae herb)
Ehrenpreiskraut	10,0	
Birkenblätter	10,0	
Hagebutten	10,0	
Petersiliensamen	10,0	
Basilikumkraut	10,0	
Wacholderbeeren	10,0	

(Aufguss: 1 Esslöffel auf 1 Tasse kochendes Wasser, 10 Minuten, bis zu 4 x täglich 1 Tasse)

Blasenschwäche (Klostermedizin)

Echtes Goldrutenkraut	10,0
Bärentraubenblätter	10,0
Brennnesselblätter	10,0
Hauhechelwurzel	10,0
Löwenzahnwurzel mit Kraut	10,0

(Abkochung: 1 Teelöffel auf 1 Tasse kaltes Wasser, aufkochen, 5 Minuten ziehen lassen, 2-3 x täglich 1 Tasse)

Chronische Nierenentzündung (Becker)

Echtes Goldrutenkraut	25,0	
Bruchkraut	25,0	(Herniariae herb)
Orthosiphonblätter	25,0	

(Aufguss: 2 Teelöffel auf 0,4 Liter siedendes Wasser)

Ohrenschmerzen, Gehörgangsentzündung (Kaufhold)

Rauten-Tinktur	(1:10, EtOH 38-45%)	25,0
Goldruten-Tinktur	(1:10, EtOH 38-45%)	25,0
Weidenrinden-Tinktur	(1:10, EtOH 38-45%)	25,0
Spitzwegerich-Tinktur	(1:10, EtOH 38-45%)	25,0

(Mixtur: Die Tinkturen im angegebenen Verhältnis mischen und die fertige Mixtur in eine Braunglas-Flasche füllen, bei Bedarf 2-3 Tropfen in die Ohren einträufeln; nur nach Verordnung durch einen HNO-Arzt anzuwenden.)

Atemwegsallergien, allergisches Asthma, allergischer Husten (Kaufhold)

Echtes Goldrutenkraut	50,0
Thymiankraut	30,0
Holunderblüten	20,0

(Aufguss: 2 Teelöffel auf 0,25 Liter kochendes Wasser, 10 Minuten abgedeckt ziehen lassen, 2-3 x täglich 1 Tasse warm und schluckweise)

Rheumatismus (Wolf)

Echtes Goldrutenkraut	25,0	
Attichwurzel	25,0	(Sambuci ebuli rad)
Birkenblätter	25,0	

(Aufguss: 3 Teelöffel auf 0,4 Liter siedendes Wasser)

Goldruten-Tinktur

20 g des getrockneten blühenden Krautes in 100 g 45%igem Weingeist *(BHP 83)* oder in 200 g 38%igem Kornbrand ansetzen (1:5 in EtOH 45% oder 1:10 in EtOH 38%). Nach 4-6 Wochen filtrieren und die fertige Tinktur in Braunglas-Flaschen füllen *(Kaufhold)*.

Wirkungen

Der Droge wird eine **diuretische** (die Harnausscheidung steigernde), schwach **spasmolytische** (krampflösende) sowie **antiphlogistische** (entzündungshemmende) Wirkung zuerkannt. Für die **diaphoretische** (schweißtreibende) und **karminative** (blähungswidrige) **Wirkung** nach *BHP 83* fehlen derzeit experimentelle Belege (vgl. *Hager*).

Antimikrobielle Wirkung: In einer experimentellen Untersuchung zeigte der Ethanolextrakt (1:5 in EtOH 50%) antimikrobielle Aktivität gegenüber Escherichia coli, Klebsiella pneumoniae, Bacillus subtilis, Staphylococcus aureus, Staphylococcus faecalis und Pseudomonas aeruginosa, in einer anderen Studie gegen Proteus vulgaris und Aspergillus niger (*Kolodziej et al*, Antibacterial and antimutagenic activity of extracts aboveground parts of three Solidago species: Solidago virgaurea ... Journal of Medicinal Plants Research, Dez 2011; *EMA/HMPC*, Assessment report on Solidago virgaurea L., herba, Sept 2008). Überdies wurden in vitro antimycetische Effekte der Desacylbisdesmoside gegen humanpathogene Hefen der Gattung Candida (u.a. Candida albicans) und Cryptococcus beobachtet.

Diuretische Wirkung: Es wurde eine signifikante diuretische Wirkung nachgewiesen, wobei die Ausscheidung von Natrium-, Kalzium- und Kaliumionen unicht beeinflsst wurde. Zdem konnte nach sechswöchiger Applikation von uLeiocarposid eine beachtliche Hemmung des Wachstums von Blasensteinen beobachtet werden (Versuch an Wistar-Ratten).

Antiexsudative Wirkung: Im Tierversuch zeigte Leiocarposid eine deutliche ödemhemmende Wirkung, die der des Aescins entspricht. Auch wurde eine **schmerzlindernde** und in vitro eine spermizide **Wirkung** gegen humane Spermatozyten nachgewiesen (vgl. *Hager*).

Nach i.v.-Applikation eines Extraktes aus Solidago canadensis konnte ein **Schutzeffekt gegenüber Röntgenstrahlen-Schädigungen der Haut** nachgewiesen werden, der als Verminderung der Kapillarpermeabilität durch die Flavonoide gedeutet wurde, weshalb Goldrutenzubereitungen häufig Bestandteil von Venenmitteln sind. Saponinfreie Extrakte zeigten bei Mäusen sedative und bei Hunden hypotensive Effekte *(Wichtl)*.

Gegenanzeigen - Anwendungsbeschränkungen

Keine Gegenanzeigen bekannt. Hinweis: Keine Durchspültherapie bei Ödemen infolge eingeschränkter Herz- und Nierentätigkeit (vgl. *Hager*).

Dosierungsempfehlungen

6 Teelöffel des getrockneten blühenden Krautes auf 0,4 Liter Wasser zum Kaltauszug (8-10 Stunden; *d.V.*), über den Tag verteilt trinken;
375 mg des Pulvers aus dem blühenden Kraut 3 x täglich (vgl. *Madaus***).
15-20 g des Krautes als Abkochung oder Aufguss täglich *(Bohn)*.
2 Teelöffel voll der Tinktur *(Leclerc)*.
1-2 gehäufte Teelöffel des getrockneten blühenden Krautes auf 0,25 Liter siedendes Wasser zum Aufguss (10 Minuten), oder dieselbe Drogenmenge mit kaltem Wasser übergießen, bis zum Sieden erhitzen, noch 2 Minuten ziehen lassen, 2-3 x täglich 1 Tasse *(Pahlow)*.
1-2 Teelöffel (3-5 g) des getrockneten blühenden Krautes auf ca. 150 ml siedendes Wasser zum Aufguss (15 Minuten), 2-3 x täglich 1 Tasse zwischen den Mahlzeiten;
6-12 g des getrockneten blühenden Krautes als Tagesdosis (auf reichliche Flüssigkeitszufuhr ist zu achten);
0,5-1 ml der Tinktur (1:5 in EtOH 45%; *BHP 83*) 3 x täglich (vgl. *Hager*).
20-40 Tropfen der Tinktur (1:10 in EtOH 38%) aus dem getrockneten blühenden Kraut 3 x täglich, in akuten Fällen von Nieren- und Blasenentzündung bis zu 6 x täglich 2 Teelöffel, entspechend einer Tagesdosis von 60 ml Tinktur oder 5,7 g Goldrutenkraut *(Kaufhold)*.

**Die angegebenen Pulvermengen wurden aus dem prozentualen Drogengehalt der von Madaus genannten Frischpflanzenverreibungen „Teep" abgeleitet.

Ernte und Aufbereitung

Die oberen blühenden Pflanzenteile werden zu Beginn der Blüte (Juli-August) geerntet und an einem luftigen Ort im Schatten getrocknet. Da die Goldrute nicht in jeder Gegend vorkommt, empfiehlt der Autor, sie im eigenen Garten anzupflanzen.

Hagebutte

(Rosa canina - Rosengewächse - Rosaceae)

In der Volksmedizin werden **Hagebutten mit Kernen** innerlich angewendet als wirksames Gesundheitsmittel, besonders gegen **Erkältungs- und Infektionskrankheiten**, wie **Husten**, Bronchitis, **Grippe**, **Fieber**, und zur Stärkung des Immunsystems, aber auch bei schlecht heilenden Wunden, gegen allgemeine Schwäche und chronische Müdigkeit. Darüber hinaus sind Hagebutten ein ausgezeichneter Radikalfänger, der die Zellen vor schädlichen Stoffen und Angriffen durch Viren und Bakterien schützt. Gerne und mit Erfolg werden sie auch gebraucht bei Magen-Darmbeschwerden (nach Friedrich leistet eine Abkochung der Hagebutten „treffliche Dienste" bei Magenkrämpfen), zur Förderung der Harnausscheidung bei Wassersucht, gegen Nierensteine, Blasensteine und Gallensteine, bei Bluthusten, Zahnfleischbluten sowie gegen Spulwürmer und Bandwürmer. Neuere wissenschaftliche Untersuchungen mit einem Pulver aus Hagebutten zeigen überdies eine auffallend gute Wirkung gegen **Arthritis** und **Arthrose**. Das Entzündungsgeschehen in den Gelenken wird extrem verlangsamt bzw. unterbrochen, so dass sich der Knorpel bei richtiger Ernährung und Bewegung erholen kann. Die Gelenke werden wieder beweglicher, die Schmerzen deutlich gebessert. Im Zuge dieser Untersuchungen wurde auch festgestellt, dass Hagebuttenpulver die Magenschleimhaut schützt.

Die **Hagebuttenkerne** für sich werden als Tee eingesetzt bei **Nieren- und Harnwegserkrankungen**, bei **Steinleiden** und **Harngrieß**, als harntreibendes Mittel bei Wassersucht, **Rheumatismus**, **Gicht** und **Ischias**, ferner bei Fieber sowie als stuhlerweichendes Mittel. Nach Meinung des Autors ist den Kernen jedoch die ganze Frucht vorzuziehen, da sie alle Wirkungen vereinigt. Das aus den Kernen gepresste Öl ist eines der besten Mittel, um die Wundheilung und Narbenbildung zu beschleunigen. **Operationsnarben**, aber auch **Narben durch Akne** regelmäßig mit dem Öl aus den Kernen der Heckenrose oder anderer Rosen eingerieben, macht schöne glatte Narben.

Hagebutten ohne Kerne haben einen recht günstigen Einfluss bei **Albuminurie** und **Diabetes**. Ebenfalls nützlich gebraucht werden sie gegen Brust- und Seitenstechen, Wundrose und Schlaflosigkeit, besonders auch zur Verdauungsanregung bei Fettgenuss und reichlichen Mahlzeiten *(Madaus)*. Nicht zuletzt sind sie ein unersetzliches Stärkungs- und wirkliches Lebensmittel (s. Hagebutten-Mark) für ältere Menschen und Kinder.

Zubereitung und Anwendung

Hagebutten mit Kernen

Arthrose, Arthritis: Es werden 3 x täglich 750-1500 mg (0,5-1 Teelöffel) des Pulvers aus Hagebutten mit Kernen eingenommen.

Erkältung, Grippe, Husten: Es wird 2-3 x täglich 1 Tasse eines Tees aus gleichen Teilen getrockneter Hagebutten mit Kernen und Lindenblüten verabreicht. Zubereitung: 2 Teelöffel der Mischung werden mit 0,25 Liter kaltem Wasser übergossen, bis zum Sieden erhitzt und 5 Minuten gekocht. Oder man übergießt die Mischung mit kochendem Wasser und seiht nach 10 Minuten ab. Dem fertigen Tee kann man noch einige Tropfen Zitronensaft und einen Löffel Honig beifügen.

Blasenleiden, Nierenerkrankungen, Harnsteine, alle übrigen innerlichen Heilanzeigen: Es wird 2-3 x täglich 1 Tasse eines Aufgusses aus 2 Teelöffeln der getrockneten Hagebutten mit Kernen und 0,25 Liter kochendem Wasser getrunken.

Hagebutten ohne Kerne

Diabetes, Albuminurie: Es wird 2-3 x täglich 1 Tasse eines Aufgusses aus 2 Teelöffeln der getrockneten Hagebutten ohne Kerne und 0,25 Liter kochendem Wasser getrunken.

Hagebuttenkerne

Wassersucht, Rheuma, Gicht, Ischias: Es wird 2-3 x täglich 1 Tasse eines Aufgusses aus 1 Teelöffel der getrockneten, gequetschten Kerne und 0,25 Liter kochendem Wasser verabfolgt. Eine alte Vorschrift besagt indessen, dass die Kerne 1 Stunde lang gekocht werden müssen.

Blut im Urin, chronische Blasenleiden (Kalkowski)

Hagebutten mit Kernen	25,0	
Brennnesselkraut	25,0	(Kleine Brennnessel, Urtica urens)
Petersilienwurzel	25,0	

(Aufguss: 1,5 Teelöffel auf 0,2 Liter kochendes Wasser, 10-15 Minuten ziehen lassen)

Erkältung, Grippe, virale Infektionen (Kaufhold)

Rezeptur	1	2	3	4	5	6	7	8
Cistusblätter	50,0	50,0	50,0	50,0	50,0	50,0	50,0	50,0
Schlehdornblüten	30,0	30,0	–	10,0	20,0	30,0	20,0	20,0
Holunderblüten	20,0	–	30,0	20,0	20,0	–	10,0	10,0
Hagebutten mit Kernen	–	20,0	20,0	20,0	10,0	10,0	–	10,0
Hagebutten ohne Kerne	–	–	–	–	–	10,0	20,0	10,0

(Aufguss: 2 Teelöffel mit 0,25 Liter kochendem Wasser übergießen, 10-12 Minuten abgedeckt ziehen lassen, 2-4 x täglich 1 Tasse mit Honig gesüßt, langsam und schluckweise trinken. **Erkältungstropfen:** Die jeweilige Tee-Mischung 1:10 in EtOH 38% (auf 50 g Tee 500 g Kornbrand) ansetzen, nach 4-6 Wochen filtern und in eine Flasche aus braunem Glas umfüllen. Dosierung: 3-4 x täglich 20-30 Tropfen (in der akuten Anfangsphase einer Grippe stündlich 20-40 Tropfen). **Hinweis:** Es ist achtzugeben, dass die verwendeten Tee-drogen möglichst frisch sind (aktuelle Ernte oder Ernte vom Vorjahr). Die Tee-Mischung muss in einem dichtschließenden Glas (mit Schraubverschluss) gelagert werden. Diese Rezepturen bzw. die Kombination von Cistus bzw. Cistrose, Schlehdorn, Holunder und/ oder Rosa spp. ist urheberrechtlich geschützt. Kommerzielle Verwertung ausschließlich mit Genehmigung! Die private Anwendung sowie die Verordnung durch Naturheilpraxen ist erwünscht.)

Tee und Tropfen wirken besonders gut, wenn sie schon bei den geringsten Anzeichen einer Erkältung bzw. viralen Infektion eingenommen werden.

Keuchhusten (Kroeber)

Eisenkraut	30,0	
Thymiankraut	30,0	
Hagebutten mit Kernen	20,0	
Veilchenblüten	10,0	(Violae odoratae flos)
Mistelkraut	10,0	

(Abkochung: 1 Esslöffel auf 0,25 Liter Wasser, 5 Minuten, 2-3 x täglich 1 Tasse)

Nierensteine, Blasensteine (Kroeber)

Hagebutten mit Kernen   25,0
Brennnesselwurzel   25,0
Petersilienwurzel   25,0
Schlehdornblüten   25,0

(Abkochung: 1 Esslöffel auf 0,25 Liter Wasser, 10 Minuten, zum Frühstück 1-2 Tassen)

Hagebutten-Saft

Die frischen Hagebutten mit handwarmem Wasser leicht anfeuchten, am nächsten Morgen auspressen, noch am selben Tag verbrauchen (bei Dampfentsaftung wird der Saft lagerfähig), kurmäßig aber einen Zeitraum von 4-6 Wochen morgens und abends 1 Esslöffel einnehmen; Kinder erhalten die halbe Dosis *(Weidinger)*.

Hagebutten-Sirup

Die frischen entkernten und zerstückelten Hagebutten mit kaltem Wasser bedecken, kurz aufkochen, erkalten lassen, auspressen. Die Hälfte des Saftgewichtes an Zucker hinzufügen (500 g Zucker auf 1 Liter Saft), bis zur Eindickung erwärmen und in ausgekochte Flaschen füllen *(Weidinger)*.

Hagebutten-Mark

Die reifen Hagebutten mit Kernen werden mittels einer Küchenmaschine mit geeignetem Vorsatz zu einer roten Paste zerkleinert, die mit der Hälfte Honig oder Traubenzucker gut vermischt, anschließend in dichtschließende Gläser gefüllt und kühl und dunkel gelagert wird (in der Maschine verbleiben als Rückstände die Hagebuttenhäute und -kerne, die man trocknen und als Tee verwenden kann; *Weidinger*). Oder die bereits entkernten Hagebutten zu einer Paste verarbeiten und mit der Hälfte Honig oder Traubenzucker gut vermengen; täglich 1 Teelöffel davon eingenommen, ist ein Tonikum für ältere Menschen und hilft auch den unruhigen und zerfahrenen Kindern *(Kaufhold)*.

Hagebutten-Wein

1 Liter gequetschte Früchte und 500 g weißen Kandis in 3 Liter trockenen Weißwein geben und 8 Tage ziehen lassen, 1-2 x täglich ein kleines Weinglas trinken *(Madaus)*.

Ulsamer Hagebutten-Likör

Ein Rezept vom Kräuterpfarrer: „Auf 1 Liter vom Frost getroffene weiche Früchte nimmt man 1 Pfund weißen Kandiszucker, setzt ihn in 3 Liter Branntwein an und lässt die Flasche 8 Tage lang auf dem warmen Ofen stehen" *(Weidinger)*.

Hagebutten-Wacholder-Likör

50 g Wacholderbeeren und 50 g Hagebutten ohne Kerne mit 100 g weißem Kandiszucker für 14 Tage in 1 Liter 38%igem weißen Rum oder Kornbrand ansetzen; als Tonikum 1 x täglich vor dem Mittagessen 1 Schnapsgläschen bzw. 20 ml trinken *(Kaufhold)*.

Hagebutten-Tinktur

100 g oder 200 g Hagebutten mit Kernen für 1-6 Monate (oder länger) in 1000 g 38%igem Kornbrand ansetzen (1:10 oder 1:5 in EtOH 38%), filtern und in eine Braunglas-Flasche umfüllen, 2-3 x täglich 20-30 Tropfen der Tinktur 1:5 oder 30-40 Tropfen der Tinktur 1:10 einnehmen. Für Hagebutten ohne Kerne gelten dieselben Mengenverhältnisse *(Kaufhold)*.

Dosierungsempfehlungen

1-2 Messerspitzen des Pulvers aus den **Kernen**;
25 Tropfen der Tinktur aus getrockneten **Hagebutten ohne Kerne** 3 x täglich *(Dinand)*.
1 Teelöffel der getrockneten **Kerne** auf 1 Tasse Wasser zur Abkochung (30 Minuten), am Abend 1 Tasse gegen Nierensteine trinken *(Reuter)*.
20-30 Tropfen der Tinktur (1:5 in EtOH 38%) oder 30-40 Tropfen der Tinktur (1:10 in EtOH 38%) aus getrockneten **Hagebutten ohne Kerne** oder **mit Kernen** 2-3 x täglich;
750-1500 mg (0,5-1 Teelöffel) des Pulvers aus **Hagebutten mit Kernen** 3 x täglich *(Kaufhold)*.
750 mg des Pulvers aus **Hagebutten mit Kernen** 3 x täglich (vgl. *Madaus*).
2 gehäufte Teelöffel getrocknete, zerkleinerte **Hagebutten mit Kernen** auf 0,25 Liter Wasser zur Abkochung (kalt ansetzen, bis zum Sieden erhitzen und noch 10 Minuten kochen), 2-3 x täglich 1 Tasse;
2 gehäufte Teelöffel getrocknete, zerkleinerte **Hagebutten mit Kernen** auf 0,25 Liter siedendes Wasser zum Aufguss (15 Minuten), 2-3 x täglich 1 Tasse *(Pahlow)*.
2,5-5 g **Hagebutten mit Kernen** pro Einzeldosis zum Aufguss oder als Sirup;
2-5 g getrocknete **Hagebutten ohne Kerne** auf 0,25 Liter kochendes Wasser zum Aufguss (10-15 Minuten), mehrmals täglich 1 Tasse;
2 g der getrockneten **Kerne** pro Einzeldosis zum Aufguss (vgl. *Hager*).
2 Esslöffel getrocknete **Hagebutten mit Kernen** auf 0,25 Liter kochendes Wasser zum Aufguss (noch einmal kurz aufkochen, dann 15 Minuten ziehen lassen), kurmäßig maximal 3 Wochen anwenden, dann ebenso lange pausieren *(Weidinger)*.

Ernte und Aufbereitung

Die vollreifen roten Hagebutten werden im Herbst gesammelt, aufgeschnitten und möglichst schnell bei bis zu 40 °C getrocknet. Will man die Kerne gesondert oder die Früchte ohne Kerne haben, werden diese vorher entfernt. In einem anderen Verfahren werden die Hagebutten als Ganzes an der Luft, in der Sonne oder in speziellen Anlagen bei Temperaturen bis zu 80 °C getrocknet. Die getrocknete Droge muss in luftdichten, lichtgeschützten Behältern aufbewahrt werden.

Mehr Informationen über die Hagebutte findet der Leser in dem Buch: PhytoMagister - Zu den Wurzeln der Kräuterheilkunst - Band 3 - ISBN 978-3-7412-2354-9.

Heidelbeere

(Vaccinium myrtillus - Heidekrautgewächse - Ericaceae

Eine Abkochung aus getrockneten **Heidelbeeren** ist speziell für Kleinkinder ein glänzendes Mittel gegen **Durchfall**, der, besonders wenn er mit Gärungserscheinungen verbunden ist, schnell und nachhaltig gebessert wird. Ganz besonderer Wertschätzung erfreut sie sich auch bei der Behandlung von **Hämorrhoiden**. Eine drei- bis vierwöchige Kur, während der man 2 x täglich 1 Gläschen davon trinkt, heilt diese schmerzhafte und lästige Erkrankung in den allermeisten Fällen völlig aus. Auch hilft sie gut bei leichten Formen von Darmentzündung sowie als Gurgelmittel bei Mundschleimhautentzündung und Rachenentzündung. Der regelmäßige Genuss frischer Heidelbeeren oder des Saftes schützt, wie amerikanische Forscher herausfanden, vor **Krebs** und kann ihn heilen. Der Wirkstoffkomplex der Frucht löst bei entarteten Zellen den programmierten Zelltod aus: die Krebszellen sterben ab. Ferner ist der frische Presssaft in einer Dosis von 3 x täglich 20-60 ml ein gutes Mittel, um **Darmfloraschäden durch Antibiotika** zu beheben; er hilft auch gegen **Verstopfung**. *Pater Simon* empfahl Heidelbeeren zur Stärkung der Sehkraft (**Sehschwäche**) und zum Schutz der Netzhaut allen Autofahrern und Piloten, die viel in der Nacht unterwegs sind. Die diesbezügliche Wirksamkeit bestätigen auch Studien, im Zuge derer Patienten, die mit dem Beeren-Extrakt behandelt wurden, bei Sehstörungen, **ermüdeten Augen**, **Nachtblindheit** und Hell-Dunkel-Adaptionsschwäche deutliche Besserung erfuhren.

Nicht zuletzt wirkt der Saft, regelmäßig morgens nüchtern und abends getrunken, aufgrund seiner antioxidativen Potenz entzündungshemmend und ist damit eine gute Nahrungsergänzung bei **Arthrose** und **rheumatoider Arthritis**, hat überdies einen günstigen Einfluss auf das Herz-Kreislaufsystem, den Blutdruck und die Immunabwehr, ist wirksam gegen Arteriosklerose, venöse Stauungen, **Krampfadern**, prämenstruelles Syndrom, schmerzhafte Menstruation und überdies ein Tonikum für ältere Menschen.

Volksmedizinisch gelten **Heidelbeerblätter** seit langem als probates Mittel gegen **Diabetes mellitus**. Der Tee aus den getrockneten, vor der Fruchtreife gesammelten jungen Blättern ist so wirkungsvoll, dass er auch als ‚Pflanzeninsulin' bezeichnet wird und deshalb nicht ohne ärztliche Kontrolle getrunken werden darf. Ferner wird er angewendet zur Vorbeugung und Behandlung von Erkrankungen und Beschwerden im Bereich des Magen-Darmtraktes (Durchfall, Magenbeschwerden), der Atemwege (Husten), der Niere und ableitenden Harnwege (Blasenentzündung, Blasenschwäche, Nierenleiden, Harnwegsentzündung), bei Gicht, Rheuma, Durchblutungsstörungen, Hämorrhoiden, **Schuppenflechte**, funktionellen Herzbeschwerden wie auch zur Blutreinigung und Anregung des Stoffwechsels. Äußerlich setzt man ihn in Form von Waschungen und Umschlägen mit gutem Erfolg ein bei **Augenentzündungen**, **Verbrennungen**, **Ekzemen** und anderen **Hauterkrankungen**.

Zubereitung und Anwendung

Beeren (Früchte)

Durchfall, Durchfall mit Gärungserscheinungen, Hämorrhoiden, Darmentzündung:
3 gehäufte Esslöffel der getrockneten Beeren werden mit 0,5 Liter kaltem Wasser übergossen, zum Sieden erhitzt und 10 Minuten lang gekocht. Von dieser Abkochung wird 2-3 x täglich eine halbe Tasse oder ein kleines Weinglas (ca. 50-70 ml) verabreicht, bei Hämorrhoiden über einen Zeitraum von 3-4 Wochen.

Zur Stärkung des Herz-Kreislaufsystems: Eine Mischung aus je 50 ml Heidelbeersaft und trockenem Rotwein wird schluckweise morgens nüchtern getrunken.

Darmfloraschäden durch Antibiotika, zur allgemeinen Revitalisierung und Vorbeugung gegen Krebs, alle übrigen innerlichen Heilanzeigen: Es werden 3 x täglich jeweils 20-30 Minuten vor den Mahlzeiten 1-3 Schnapsgläser (20-60 ml) des Heidelbeersaftes eingenommen. **Zur Beachtung:** Nur die Wildfrüchte (Waldheidelbeeren) und der daraus gepresste Saft (u.a. im Reformhaus erhältlich) besitzen genannte Heilwirkungen.

Blätter

Diabetes mellitus: Es wird 2-3 x täglich 1 Tasse eines Aufgusses (10 Minuten) aus 1-2 Teelöffeln der getrockneten, vor der Fruchtreife gesammelten jungen Blätter und 0,25 Liter kochendem Wasser langsam und schluckweise eingenommen. **Wichtig:** Der Tee darf bei Diabetes nur mit Zustimmung des behandelnden Arztes angewendet werden!

Alle übrigen Heilanzeigen: 1-2 Teelöffel der Blätter werden mit 0,25 Liter kochendem Wasser übergossen und nach 10 Minuten abgeseiht. Es wird 2-3 x täglich 1 Tasse getrunken oder auch unverdünnt für Spülungen, Waschungen und Umschläge verwendet *(Pahlow)*.

Blasenentzündung, Harnröhrenentzündung (Simon)

Brennnesselblätter	20,0
Heidelbeerblätter	20,0
Löwenzahnkraut	20,0
Schafgarbenkraut	20,0
Brombeerblätter	20,0

(Aufguss: 2 Teelöffel auf 0,25 Liter kochendes Wasser, 10 Minuten, 3 x täglich 1 Tasse)

Frucht-Likör zur Gesunderhaltung (Kaufhold)

Heidelbeeren	40,0
Johannisbeeren	20,0
Holunderbeeren	20,0
Hagebutten mit Kernen	10,0
Quittenfrüchte ohne Kerne	10,0

(Alkoholauszug: Die getrockneten Früchte im angegebenen Verhältnis vermengen, etwas braunen Zucker beifügen und in 1 Liter 38%igem Kornbrand ansetzen, nach 8-12 Wochen filtern und in eine Flasche aus braunem Glas umfüllen, 1-2 x täglich 1 Schnapsgläschen bzw. 20 ml trinken. Es können auch frische Früchte verwendet werden.)

Eingedickter Heidelbeer-Saft

Den frisch gepressten Saft so lange bei kleiner Hitze sieden lassen, bis die Konsistenz von Honig erreicht ist; mehrmals täglich 1 Teelöffel einnehmen gegen Fieber und Magen-Darmbeschwerden, Durchfall, Übelkeit und Erbrechen *(Kaufhold)*.

Heidelbeer-Wein

50 g der getrockneten Früchte werden für 8-10 Wochen in 1 Liter trockenem Rotwein eingelegt. Mehrmals täglich esslöffelweise eingenommen, ist dieser Wein heilsam u.a. bei Magen-Darmbeschwerden, Herz-Kreislaufstörungen, geistiger Erschöpfung, Asthenie, Arteriosklerose, Schleimhautentzündungen und Appetitlosigkeit *(Kaufhold)*.

Heidelbeer-Likör

4 Handvoll frische Beeren für 4 Wochen in 1 Liter 38-45%igem Weingeist einlegen; tropfenweise gegen Durchfall und Verstopfung einnehmen *(Simon)*.

Heidelbeer-Tinktur

100 g der getrockneten Früchte für 1-3 Monate (oder länger) in 1000 g 38%igem Kornbrand einlegen (1:10 in EtOH 38%), anschließend filtern und in eine Flasche aus braunem Glas füllen, 2-3 x täglich 20-50 Tropfen in 20-40 ml Wasser einnehmen *(Kaufhold)*.

Nebenwirkungen

Blätter: Bei höherer Dosierung oder längerem Gebrauch können chronische Vergiftungen auftreten, die sich **im Tierversuch** zunächst in Kräfteverfall, Anämie, Gelbsucht, akuten Erregungszuständen und Tonusstörungen äußern und schließlich nach chronischen Gaben von 1,5 g/kg KG/Tag zum Tode führen können *(BA Nr. 76 vom 23.4.87)*. Einem Menschen mit 70 kg Körpergewicht müsste man demgemäß täglich 105 g der Blätter *(entspricht bei einer Teezubereitung mit 1-2 Teelöffeln pro Tasse etwa 50-100 Tassen Heidelbeerblätter-Tee pro Tag)* über einen längeren Zeitraum verabreichen, um zu solchen Resultaten zu gelangen. Bei bestimmungsgemäßem Gebrauch (maximal 2-3 x täglich 1 Tasse über einen Zeitraum von nicht mehr als 3-4 Wochen) sind solche Nebenwirkungen nicht zu befürchten. Die Stoffe Arbutin und Hydrochinon sind in Heidelbeerblättern nicht bzw. allenfalls in Spuren vorhanden.

Dosierungsempfehlungen

20-60 ml des **Beerensaftes** 3 x täglich jeweils 20-30 Minuten vor den Mahlzeiten;
1 Teelöffel des eingedickten **Beerensaftes** mehrmals täglich;
3 gehäufte Esslöffel der **getrockneten Beeren** auf 0,5 Liter Wasser zur Abkochung (kalt ansetzen, bis zum Sieden erhitzen und noch 10 Minuten kochen), 2-3 x täglich eine halbe Tasse oder ein kleines Weinglas (ca. 50-70 ml) gegen Durchfall, bei Hämorrhoiden kurmäßig über einen Zeitraum von 3-4 Wochen *(Kaufhold)*.
1-2 Teelöffel der getrockneten **Blätter** auf 0,25 Liter kochendes Wasser zum Aufguss (10 Minuten), 2-3 x täglich 1 Tasse, auch äußerlich zu Spülungen, Waschungen und Umschlägen *(Pahlow)*.

Ernte und Aufbereitung

Die vollreifen Früchte werden entweder zu Saft, Marmelade, Gelee oder Mus verarbeitet oder bei 40-50 °C getrocknet. Von den Blättern werden vor der Fruchtreife nur die jungen geerntet und im Schatten getrocknet. Dazu eignet sich eine Einkaufstasche aus dünnem Stoff, die man an einem trockenen (auch sonnigen), luftigen Ort aufhängt (den Inhalt von Zeit zu Zeit auflockern).

Mehr Informationen über die Heidelbeere findet der Leser in dem Buch: PhytoMagister - Zu den Wurzeln der Kräuterheilkunst - Band 3 - ISBN 978-3-7412-2354-9.

Ingwer

(Zingiber officinale - Ingwergewächse - Zingiberaceae)

Ingwer ist ein herrliches Mittel gegen **Verdauungsstörungen** und **Magen-Darmbeschwerden** (Blähungen, Magenschleimhautentzündung durch mangelnde Magensaftbildung bzw. subazide Gastritis, Darmentzündung), vor allem aber gegen **Übelkeit** und **Erbrechen**. Wer Reisen mit dem Schiff oder Flugzeug nicht vertragen kann, wem schon schlecht wird, wenn er nur an solche Reisen denkt, findet im Ingwer eine wunderbare Hilfe: den frischen Ingwer einfach in dünne Schreiben schneiden, mit heißem Wasser übergießen und als Tee trinken. Auch Schwangere, die sich häufig erbrechen müssen, Menschen, die aus dem Krankenhaus kommen und infolge Medikamenteneinnahme, Chemotherapie oder Operation an Übelkeit leiden, sind mit dem Ingwer gut bedient (**Reisekrankheit**, **Schwangerschaftserbrechen**, **postoperatives Erbrechen**, **arzneimittelbedingte Übelkeit**), ebenso jene, bei denen das Herz nicht mehr so richtig will: hier steigert Ingwer die Körperdurchblutung, zum einen durch eine kontraktionsfördere und anregende Wirkung auf den Herzmuskel (das Herz schlägt langsamer, aber kräftiger), zum anderen durch Weitung der Blutgefäße, wobei der Blutdruck sinkt und das Herz weiter entlastet wird. Die bessere Blutversorgung erhöht auch die zelluläre Stoffwechselaktivität, trägt damit zu einer allgemeinen Entkrampfung bei und bewirkt gleichzeitig eine Stärkung der Immunabwehr (**Herzschwäche**, **hoher Blutdruck**). Aber nicht genug der guten Wirkungen. Sofern die Gelenke entzündet, geschwollen oder morgens steif sind, so dass es dauert, bis man sie wieder bewegen kann, wenn jeder Schritt in Hüften und Knien Schmerzen bereitet oder **Muskelrheuma** zur Plage wird, dann bringt Ingwer Linderung, besonders wenn man ihn mit dem Pulver aus Hagebutten mit Kernen mischt und regelmäßig zu sich nimmt (**Arthritis**, **Arthrose**, **morgentliche Gelenksteifigkeit**). Zudem bekämpft er Bakterien, senkt den Cholesterin- und Blutzuckerspiegel (**Diabetes**), hilft bei **Rachenentzündung**, **Husten**, **Erkältung**, **Grippe** und **Fieber**.

In Indien und China wird Ingwer seit Jahrhunderten angebaut und medizinisch verwendet. Er gilt dort als „universelle Arznei", die je nach Zubereitung und Kombination mit anderen Heilpflanzen noch heute gegen vielerlei Beschwerden eingesetzt wird. Die indische Pflanzenheilkunde beschreibt Ingwer als wärmende Pflanze, welche *Agni*, das Verdauungsfeuer (innere Wärme) entfacht, die Schweißsekretion anregt, Verkrampfungen löst und die Körperkanäle öffnet bzw. die Lebensenergie und Körperflüssigkeiten besser fließen lässt. Die getrocknete Wurzel ist „heißer und trockener" als die frische. Sie ist das bessere Mittel, um *Agni*, das Verdauungsfeuer anzuregen und *Kapha* (kalte Feuchte) zu vermindern. Frischer Ingwer ist dagegen ein besseres schweißtreibendes Mittel und vorzugsweise bei Erkältung, Husten, Erbrechen, Arthritis und gestörtem *Vata* (trockene Feuchte) anzuwenden. In Verbindung mit Honig lindert Ingwer *Kapha*, mit Kandis *Pitta* (heiße Feuchte) und mit Steinsalz *Vata*. Frischer Ingwer vermehrt den Samen und wirkt aphrodisierend.

Schon *Dioskorides* empfahl den Ingwer als Antidot und Mittel für den Magen sowie gegen Verdunkelung der Augen:

Der Ingwer wächst am meisten in jener Landschaft Arabiens, die Troglodytica genannt wird. Die Einwohner dieses Landes gebrauchen die Blätter des frischen Ingwers zu vielen Dingen, zu denen wir bei uns die Raute verwenden, denn sie mischen die Blätter in ihre Getränke und ihr Gemüse. Die Wurzel hat eine Kraft zu erwärmen, hilft der Verdauung, erweicht sanft den Bauch, ist dem Magen gut und ist heilkräftig wider alles, was das Gesicht (die Sehkraft, das Augenlicht) verdunkelt, wird auch in Arzneien gemischt, die als Gegengift eingenommen werden (*Dioskorides* sinngemäß).

Lonicerus empfahl Ingwer bei kaltem Magen (Magenschleimhautentzündung durch mangelnde Magensaftbildung bzw. subazide Gastritis), Magenschmerzen, Darmkrämpfen, Blähungskoliken, zur Anregung der Verdauung sowie als schweißtreibendes Mittel bei „böser feuchtung" und äußerlich gegen Zahnschmerzen:

Ingwer erhitzt den Menschen sehr, ist sehr gut dem bösen, kalten Magen (s.d.). Wem die Zähne wehtun, der siede kleingehackte Ingwerwurzel in Wein und spüle mit dem Absud die Zähne warm und nüchtern. Ingwer in die Kost gemischt, ist sehr gut für „schwinden" (Auszehrung durch Krankheit oder Schwäche; am Leibe, an Körperteilen abmagern; Schwindsucht). Ein halbes Loth (ca. 7,5 g) Ingwer mit Essig „genützt" und abends vor dem Schlafengehen eingenommen, treibt die böse Feuchtigkeit durch den Schweiß aus, „also, dass man sich nach Mitternacht gut zudecke und also schwitze". Ingwer ist allen Menschen gut, die innerlich erkaltet sind, besonders der frisch eingemachte Ingwer. Ingwer mit Kümmel in Wein gesotten, ist gut wider die Magenschmerzen und die von Blähungen verursachten Krämpfe des Gedärms und sorgt für eine gute Verdauung (*Lonicerus* sinngemäß).

Zubereitung und Anwendung

Rheuma, Arthritis, Gelenkschmerzen: 180 g zerstoßener oder feinpürierter frischer Ingwer werden mit 90 g des Pulvers aus Hagebutten mit Kernen und etwas Puderzucker oder Honig zu einer zähen Paste verarbeitet und anschließend zu erbsengroßen Pillen geformt. Davon werden 3 x täglich 5-10 g mit etwas Wasser eingenommen.

Zubereitung und Anwendung (Ayurveda)

Bei nicht durch Herzinsuffizienz bedingten Ödemen: Der frische Saft mit Zucker wird in täglich ansteigender Menge verabreicht, angefangen mit dem Saft aus 10 g Ingwer bis zu 120 g.

Appetitlosigkeit, Verdauungsstörungen: Eine kleine Menge der zerstampften frischen Wurzel wird mit Salz vor dem Essen eingenommen.

Schmerzen: Eine warme Ingwerpaste wird auf die schmerzenden Stellen gebracht, eventuell unter Zusatz von gleichen Teilen Zimt, Rizinusöl und Gewürznelkenpulver.

Rheuma: Es wird ein Aufguss (1:24) des getrockneten Ingwers getrunken, oder es werden 8 Teile frische Ingwerwurzel mit 2 Teilen Anisfrüchten und 5 Teilen Ghee (durch Erhitzen geklärte Buttter) gebraten und gegessen.

Magenschmerzen, Blähungen, Blähungskoliken: Nach Bedarf wird 1 Teelöffel des Presssaftes aus der frischen Wurzel oder mehrmals täglich 1 Tasse eines ungesüßten Aufgusses aus der in dünne Scheiben geschnittenen frischen Wurzel und 0,25 Liter kochendem Wasser verabreicht.

Kopfschmerzen, Migräne: Eine Paste aus der frischen Wurzel wird auf Stirn und Schläfen aufgetragen.

Erkältung, Husten: Nach Bedarf werden mehrmals täglich 1-2 g der mit Honig gestoßenen frischen Wurzel oder einer mit Honig gestoßenen Mischung aus 6 Teilen Ingwer, 1 Teil Zimt und 3 Teilen Alantwurzel gegessen.

Schwangerschaftserbrechen: Morgens nüchtern, mittags und abends werden 1-1,5 g einer Latwerge aus 5 Teilen frischem Ingwer, 3 Teilen Rosinen, 1 Teil Süßholzwurzel und etwas Honig gegeben. Die Pflanzenteile werden zerstoßen und mit dem Honig zu einem zähen Brei verarbeitet. Alternativ kann auch jeweils eine Ingwerpille verabreicht werden.

Postoperatives Erbrechen: Nach Bedarf werden 3 x täglich 2 Ingwerpillen eingenommen.

Hoher Cholesterinspiegel, alle übrigen innerlichen Heilanzeigen: Nach Bedarf werden 2-3 x täglich 1-2 Ingwerpillen, oder es wird 1-3 x täglich 1 Tasse eines Aufgusses aus 1-3 Teelöffeln der zerkleinerten frischen Wurzel und 0,25 Liter kochendem Wasser gegeben.

Magen-Darmbeschwerden (Kaufhold)

Ingwerwurzel	50,0	(wissenschaftlich korrekt: Ingwerwurzelstock bzw. -rhizom)
Kamillenblüten	50,0	

(Aufguss: 2 Teelöffel auf 0,25 Liter Wasser, 10 Minuten abgedeckt ziehen lassen, 2-3 x täglich 1 Tasse warm trinken.)

Rheuma-Pulver: Arthritis, Arthrose (Kaufhold)

Löwenzahnwurzel mit Kraut gepulvert	20,0
Brennnesselblätter gepulvert	20,0
Gelbwurzel gepulvert	15,0
Hagebutten mit Kernen gepulvert	15,0
Schachtelhalmkraut gepulvert	10,0
Ingwerwurzel gepulvert	10,0
Weidenrinde gepulvert	10,0

(Die Bestandteile mischen und in einem licht- und luftdichten Gefäß aufbewahren. Nach Verordnung durch den Arzt 2-3 x täglich 1 Teelöffel voll mit viel Wasser einnehmen.

Hoher Blutdruck, nervöse Herzstörungen (Kaufhold)

Passionsblumenkraut	35,0	(Passiflorae herb)
Chrysanthemenblüten	25,0	(Chrysanthemi x grandiflori flos)
Kaktusblüten	15,0	(Selenicerei grandiflori flos)
Ingwerwurzel	15,0	(getrocknet und fein geschnitten)
Weißdornblüten und -beeren 1:1	10,0	

(Alkoholauszug: 100 g der Mischung für 4-6 Wochen in 1000 g 38%igem Kornbrand ansetzen. Dosierung: 10-20 Tropfen 3 x täglich. Die Drogenkombination wirkt ausgleichend in leichten Fällen von essentiellem Bluthochdruck (Grenzwerthypertonie) infolge vegetativer Störungen bei erhöhtem Sympathikotonus. **Zur Beachtung:** Diese Rezeptur darf nur mit Zustimmung des behandelnden Arztes angewendet werden!)

Ingwer-Tinkturen

Es werden angesetzt:

100 g der frischen oder getrockneten Wurzel in 1000 g (ca. 1115 ml) 65%igem Weingeist *(HPUS 93)*;
500 g der grob gepulverten Wurzel in 1000 ml 90%igem Weingeist *(BP 93)*;
200 g der zerhackten frischen Wurzel für 4-6 Wochen in 1000 g 45%igem Weingeist;
100 g der grob gepulverten Wurzel für 4-6 Wochen in 1000 g 38%igem Kornbrand (Dosierung: 3 x täglich 10-20 Tropfen; *Kaufhold)*;
75 g der getrockneten Wurzel für 4-6 Wochen in 300 ml 45%igem Weingeist (Dosierung: 3 x täglich 5-10 Tropfen; *Nejedli)*.

Ingwer-Haferschleim gegen Magenschleimhaut- und Darmentzündung (Kaufhold)

10-15 g Butter in einem Topf zum Schmelzen bringen, den Topf von der Herdplatte nehmen, 3-4 gehäufte Esslöffel Haferflocken beifügen und mit der Butter verrühren, so dass sie von den Flocken aufgenommen wird, unter ständigem Rühren schrittweise etwa 0,25 Liter Wasser zugießen, den Topf erneut auf die Herdplatte stellen, 3-4 Teelöffel getrockneten Zuckerrohrsaft (Ursüße aus dem Reformhaus) und - je nach Geschmack - 0,5-1 g Ingwerpulver einstreuen (von einer getrockneten Ingwerwurzel mit einem scharfen Messer dünne Späne abhobeln und zwischen Daumen und Zeigefinger zerreiben). Den Brei unter ständigem Rühren bei kleiner Hitze sieden lassen, bis sich ein dicker Schleim gebildet hat. Diesen vielleicht noch mit etwas Wasser verdünnen und einige Rosinen zusetzen, in einen Suppenteller füllen und warm essen, bei Verdauungsstörungen, Magen-Darmbeschwerden (Magenschleimhautentzündung, Darmentzündung) 2-3 x täglich als Hauptmahlzeit über einen Zeitraum von 3-6 Wochen. Der Behandlungserfolg ist mehr als befriedigend.

Ayurvedische Spezialitäten mit Ingwer gegen Verdauungsstörungen

Ingwerpillen: Der Saft bzw. Brei der zerstoßenen frischen Wurzel wird im Verhältnis 4:1 mit dem Pulver der getrockneten Wurzel vermengt und zu erbsengroßen Pillen gedreht. Dosierung: 3 x täglich 2 Pillen vor oder zwischen den Mahlzeiten einnehmen.

Trikatu: Langer Pfeffer (Pippali), Schwarzer Pfeffer und Ingwer werden zu gleichen Teilen gemischt.

Allaepauk: Ingwersaft wird mit Wasser und Zucker bei kleiner Hitze zu einem Sirup gekocht, dem man während des Einkochens Safran, Kardamom, Muskat und Gewürznelken als Pulver zusetzt.

Wirkungen & Wirkprinzip

Ingwer senkt den Cholesterinspiegel sowohl im Serum als auch in der Leber. Dieser Effekt sowie die schützenden Eigenschaften auf das Herz-Kreislauf-System werden u.a. auf das erhebliche antioxidative Potential einiger Ingwerinhaltsstoffe zurückgeführt.

Für Ingwer sind starke antibakterielle und schwache fungizide Wirkungen nachgewiesen. Untersuchungen zeigten, dass Ingwerwirkstoffe die Aktivitäten jener Dickdarmbakterien hemmen, die von nicht verwerteten Kohlehydraten leben. Der bakterielle Abbau dieser schwer verdaulichen (z.B. für Hülsenfrüchte typischen) Kohlehydrate führt oft zu starken Blähungen, denen Ingwer entgegenwirkt. Zudem hemmt Ingwer das Wachstum von Escherichia coli, Proteus, Streptokokken, Staphylokokken und Salmonellen, wirkt u.a. nahrungs-mittelrelevanten Parasiten wie Anisakis und Schistosoma entgegen, während das Wachstum von Lactobazillen gefördert wird.

Neben einer Senkung des Blutzuckerspiegels wurden eine reflektorische Steigerung der Magensaft- und Speichelsekretion, eine Erhöhung der Gallensekretion und eine Verstärkung von Tonus und Peristaltik des Darms beobachtet. Die Ingwerwirkstoffe regen Absorption und Verdauung an, wirken aber zugleich beruhigend auf den Verdauungstrakt. Durch sanfte Steigerung der muskularen Aktivität in Magen und Darm lindert die Droge Blähungen, Krämpfe und Verstopfung. Eine vorbeugende Wirkung gegen subazide Gastritis ist mehrfach belegt, item die Heilwirkung bei Reisekrankheit, Übelkeit, Erbrechen, auch morgentlicher Übelkeit bei Schwangeren, postoperativem Erbrechen und arzneimittelbedingter Übelkeit. Der Ingwerwirkkomplex löst Verspannungen und Krämpfe in den Muskeln der Magenblutgefäße. Hierdurch wird der Magen stärker durchblutet und entspannt, Reizerscheinungen werden gelindert.

Laut einer Studie der Universität Sidney kann Ingwer erhöhte Blutzuckerwerte regulieren und so Komplikationen bei **Diabetes**-Langzeitpatienten entgegenwirken. Prof. Roufogalis und sein Team fanden heraus, dass die im Ingwer enthaltenen Gingerole die Aufnahme von Glukose in die Muskelzellen begünstigen, und zwar unabhängig von einer Insulingabe.

Ingwer steigert die Körperdurchblutung, zum einen durch eine kontraktionsfördernde und anregende Wirkung auf den Herzmuskel (das Herz schlägt langsamer, aber kräftiger), zum anderen durch Weitung der Blutgefäße (Förderung von Prostacyclin), wobei der Blutdruck sinkt und das Herz weiter entlastet wird. Die bessere Blutversorgung erhöht zudem die zelluläre Stoffwechselaktivität, trägt damit zu einer allgemeinen Entkrampfung bei und bewirkt gleichzeitig eine unspezifische Stärkung der Immunabwehr.

Zahlreiche Studien belegen ferner eine exzellente Wirkung bei rheumatischen Erkrankungen des Bewegungs- und Stützapparates (morgentliche Gelenksteifigkeit, Osteoarthritis, Polyarthritis, Muskelrheuma, Schwellungen, Schmerzen). Die positiven Effekte zeigten sich sowohl während der Einnahme der frischen als auch der getrockneten Droge (durchschnittliche Tagesdosis: 3-4 g Ingwerpulver bzw. 30 g der kurz gekochten frischen Droge).

Gegenanzeigen & Anwendungsbeschränkungen

Mit **Vorsicht** ist Ingwer anzuwenden bei Nierenreizungen, entzündlichen Hauterkrankungen, Blutungen und hohem Fieber. Bei Gallenwegsverschluss dürfen Zubereitungen aus Ingwer nicht eingenommen werden, bei Gallensteinleiden und in der Schwangerschaft nur nach Rücksprache mit einem Arzt.

Dosierungsempfehlungen

1,2-7,5 g der Tinktur *(Potter)*.

0,3-1,5 g der Wurzel mehrmals täglich *(Klemperer-Rost)*.

125 mg des Wurzelpulvers 3 x täglich (vgl. *Madaus***).

2 g der getrockneten Wurzel (1 Teelöffel = ca. 3 g) als mittlere Tagesdosis;

0,5-1 g des Wurzelpulvers zum Aufguss (5 Minuten);

2 g frisch gepulverte Wurzel mit etwas Flüssigkeit gegen Übelkeit und Brechreiz *(Wichtl)*.

2-4 g der getrockneten Droge als Tagesdosis, Zubereitungen entsprechend (vgl. *Hager*).

3-4 g des Wurzelpulvers als Tagesdosis bei rheumatischen Erkrankungen;

30 g der kurz gekochten frischen Wurzel als Tagesdosis bei rheumatischen Erkrankungen;

10-20 Tropfen der Tinktur (1:5 in EtOH 45%) aus der frischen Wurzel 3 x täglich;

10-20 Tropfen der Tinktur (1:10 in EtOH 38%) aus der getrockneten Wurzel 3 x täglich;

1-3 Teelöffel der geschnittenen frischen Wurzel auf 0,25 Liter kochendes Wasser zum Aufguss (5-10 Minuten), 2-3 x täglich 1 Tasse, gegebenenfalls mit etwas Honig gesüßt;

1 Teelöffel der frisch gepulverten Wurzel zum Aufguss (10 Minuten), 2-3 x täglich 1 Tasse;

0,5-1 g des Wurzelpulvers 2-3 x täglich, eventuell mit einem Teelöffel Honig *(Kaufhold)*.

1 Teelöffel des Presssaftes mehrmals täglich;

2 erbsengroße, im Verhältnis 4:1 aus dem Saft bzw. Brei der zerstoßenen Wurzel und dem Pulver aus der Wurzel zubereitete Ingwerpillen 3 x täglich *(Ayurveda)*.

20 Tropfen der Tinktur (1:5 in EtOH 70%, *DAB 6*) 3 x täglich;

250 mg des Wurzelpulvers als Einzelgabe gegen Reisekrankheit *(Pahlow)*.

250-500 mg des Wurzelpulvers als Einzeldosis *(Lad & Frawley)*.

5-10 Tropfen der Tinktur (1:3,8 in EtOH 45% - 75 g auf 300 ml) aus der getrockneten Wurzel 3 x täglich *(Nejedli)*.

**Die angegebenen Pulvermengen wurden aus dem prozentualen Drogengehalt der von Madaus genannten Frischpflanzenverreibungen „Teep" abgeleitet.

Ernte und Aufbereitung

Im Frühjahr legt man die Wurzel- bzw. Rhizomstücke in gedüngten Boden im Schatten oder Halbschatten und erntet sie etwa 10 Monate später. Nach dem Schälen und Waschen werden sie 24 Stunden gewässert, dann in der Sonne getrocknet.

Bezugsquellen

Frische Ingwerwurzel erhält man in jedem guten Feinkostgeschäft, speziell in Geschäften für die asiatische Küche. Dort bekommt man ebenfalls die getrocknete Wurzel.

Johannisbeere, Schwarze

(Ribes nigrum - Stachelbeergewächse - Grossulariaceae)

Eines der besten und schmackhaftesten Gesundheitsmittel aus der Apotheke des Herren ist die Schwarze Johannisbeere, gerade in unserer heutigen Zeit der mangelnden Bewegung, schlechten Essgewohnheiten und minderwertigen ‚Lebensmittel'. **Johannisbeeren** werden getrocknet als Tee oder in Form des daraus bereiteten Saftes verwendet. Der Saft (mehrmals täglich esslöffelweise eingenommen) hilft bei Magen- und Darmbeschwerden und bringt eine rasche und zuverlässige Besserung bei akutem und chronischem Durchfall, vor allem wenn er mit Gärungserscheinungen und üblem Gestank verbunden ist. Man gebraucht ihn auch erfolgreich gegen Husten, Heiserkeit und als Vorbeugemittel gegen Erkältungskrankheiten. Sehr gute Heilerfolge erzielt man überdies bei Keuchhusten. Hier ist er eine der wirksamsten Früchte-Arzneien, welche die Natur uns zur Verfügung stellt. Jeder Haushalt mit kleinen Kindern sollte in den Wintermonaten stets einen Vorrat von Johannisbeersaft bereit halten. Der Saft aus den in Wein- oder Kornbrand eingelegten Beeren lindert Magen- und Darmkrämpfe, treibt die im Körper angesammelten Stoffwechselschlacken durch den Schweiß und Harn aus und schafft damit die Grundlage für jegliche Genesung, denn keine Heilung ohne vorherige Entgiftung. Nach dem berühmten Kräuterkundigen *Mességué* hat sich der Saft ebenso bewährt gegen **Fieber** und **Migräne**, ganz besonders aber gegen **Rheuma, Nieren- und Blasenerkrankungen**: „Lassen Sie sich den Johannisbeersaft gut schmecken, gleichgültig ob roh oder gekocht, und **Erkrankungen des Harnsystems**, **Ermüdung**, **Leberbeschwerden** und **Arthritis** werden nur noch böse Erinnerungen für Sie sein." Auch die getrockneten Beeren werden als Tee gelegentlich zur Linderung von Harnbeschwerden eingesetzt, während der 1:2 mit Wasser verdünnte Saft als Spül- und Gurgelmittel viele Mund- und Racheninfektionen (Angina, Halsschmerzen, Mandelentzündung, Zahnfleischentzündung etc.) heilt. In Frankreich werden Johannisbeeren traditionell angewendet bei Venenschwäche, venösen Stauungen (schwere Beine), Hämorrhoiden sowie zur symptomatischen Behandlung funktioneller Störungen der Kapillargefäße wie Blutergüsse, Blutflecken und Fieberflecken. Lonicerus empfahl den Saft gegen Herzzittern (Herzklopfen, Herzrhythmusstörungen).

Laut *Tabernaemontanus* sind die Beeren kalt und trocken im zweiten Grad und von subtiler Substanz: Die reifen Beeren gegessen, sind dem hitzigen Magen gut (Magenschleimhautentzündung), denn sie kühlen, ziehen ein wenig zusammen und stärken somit den Magen, helfen auch gegen Durchfall und die rote Ruhr, stillen das Würgen und Brechen des Magens. Aber vornehmlich helfen sie gegen die scharfen, hitzigen Fieber, denn sie lindern die große Hitze und wehren der aufwallenden, wütenden Galle, kühlen das Blut, widerstehen der Fäule im Magen und in den Adern und löschen gut den Durst (*Tabernaemontanus* sinngemäß).

Die **Johannisbeerblätter** werden aufgrund ihrer entgiftenden, wassertreibenden Wirkung als Tee angewendet gegen **Harnverhaltung** und **Wassersucht**, ebenso kurmäßig gegen **Fettleibigkeit**, **Gicht** und **Rheuma**: Die Schmerzattacken werden seltener und leichter. "Ich habe Dutzende von chronisch Rheumakranken nur mit Bädern und Aufgüssen aus der Schwarzen Johannisbeere kuriert", schrieb *Mességué*, während *Pater Simon* den Tee außerdem gegen Arteriosklerose und Herzschwäche empfahl. Äußerlich dienen die zerriebenen Blätter als gutes Mittel gegen Schmerzen und Juckreiz von **Insektenstichen**.

Zubereitung und Anwendung

Beerensaft

Keuchhusten, Erkältung, Durchfall, Rheuma, Nieren- und Blasenerkrankungen, alle übrigen innerlichen Heilanzeigen: Es werden 3 x täglich jeweils 20-30 Minuten vor den Mahlzeiten 20-60 ml (1-3 Schnapsgläschen, für Kinder die Hälfte) des Saftes getrunken.

Blätter

Rheuma, Gicht, Wassersucht, Harnverhaltung, Fettleibigkeit, alle übrigen innerlichen Heilanzeigen: Es wird 2-3 x täglich 1 Tasse eines Aufgusses aus 1-2 Teelöffeln der getrockneten Blätter und 0,25 Liter kochendem Wasser gegeben.

Johannisbeer-Likör

Die reifen Beeren pressen, Minzblätter zufügen, mit Branntwein aufgießen, für 8 Tage an die Sonne stellen, filtern, etwas gerösteten Zucker beimengen, in Flaschen abfüllen. Ein Schluck vor den Zubettgehen hilft gegen Schlaflosigkeit *(Pater Simon)*. 100 g der getrockneten Beeren mit etwas Zucker für 6 Wochen in 500 g 38%igem Kornschnaps ansetzen; teelöffelweise einnehmen *(Kaufhold)*.

Johannisbeer-Sirup

70 g Johannisbeer-Saft mit 130 g Zucker versetzen und bei kleiner Hitze so lange sieden, bis sich der Zucker aufgelöst hat; in kleine Flaschen abfüllen, 2-4 x täglich 1-2 Teelöffel bei Erkältungskrankheiten einnehmen *(Kaufhold)*. 4 Pfund Saft mit 2 Pfund Zucker bei kleiner Hitze sieden, bis die Konsistenz von Sirup erreicht ist; esslöffelweise einnehmen gegen Magenbeschwerden, Durchfall, Ruhr und Fieber *(Pater Simon)*.

Eingedickter Johannisbeer-Saft

Den frisch gepressten Saft so lange bei kleiner Hitze sieden lassen, bis die Konsistenz von Honig erreicht ist; mehrmals täglich 1 Teelöffel gegen Fieber, Magen-Darmbeschwerden, Durchfall, Übelkeit und Erbrechen einnehmen *(Kaufhold)*.

Dosierungsempfehlungen

1 Esslöffel (für Kleinkinder 1 Teelöffel; *d.V.*) des **Beerensaftes** mehrmals täglich;
20 ml des **Beerensaftes** auf 20 ml Wasser als Gurgelmittel bei Mundentzündungen, Heiserkeit und Rachenentzündung;
1-2 Teelöffel der getrockneten **Blätter** auf 0,25 Liter Wasser zum Aufguss (kalt ansetzen, bis zum Sieden erhitzen und abseihen), 2-3 x täglich 1 Tasse bei Rheuma, Harnverhaltung und Wassersucht *(Pahlow)*.
2-3 Teelöffel der getrockneten **Beeren** auf 0,25 Liter kochendes Wasser zum Aufguss (10-15 Minuten), 3 x täglich 1 Tasse;
20-60 ml (1-3 Schnapsgläschen) des **Beerensaftes** 3 x täglich jeweils 20-30 Minuten vor den Mahlzeiten für Erwachsene, für Kinder die Hälfte *(Kaufhold)*.
5-10 ml (1-2 Teelöffel) des Sirups aus den **Beeren** mehrmals täglich (vgl. *Hager*).
300-360 ml des Presssaftes aus 400 g **Beeren** und 4 **Blättern** geteilt in 3 Portionen als Tagesgabe gegen Rheuma und als harntreibendes Mittel;
1 Handvoll der getrockneten **Blätter und Blüten** (ca. 15 g) auf 1 Liter kochendes Wasser zum Aufguss (10 Minuten), 3 x täglich 1 Tasse als harntreibendes Mittel, die erste Tasse morgens nüchtern, die letzte vor dem Zubettgehen;
1 Handvoll der frischen (ca. 50 g) oder getrockneten (ca. 15 g) **Blätter** auf 1 Liter Wasser zur Abkochung (5-10 Minuten), 2 x täglich 1 Tasse zur Regelung der Verdauung;
2 Handvoll der getrockneten **Blätter** (ca. 30 g) auf 1 Liter Wasser zur Abkochung (5-10 Minuten), äußerlich zu Umschlägen bei Geschwüren und Wunden sowie 2 x täglich zu Hand- und Fußbädern gegen Rheuma, Migräne und als harntreibendes Mittel *(Mességué)*.
50 g der getrockneten **Blätter** auf 1 Liter siedendes Wasser zum Aufguss (10 Minuten), 3 x täglich 1 Tasse bei Fettleibigkeit *(Rivolier)*.

Ernte und Aufbereitung

Die Beeren werden im vollreifen Zustand geerntet und zu Saft, Sirup, Likör, Marmelade oder Gelee verarbeitet. Die Blätter pflückt man im Juni und trocknet sie und schnell und schonend bei unter 40 °C. Dazu eignet sich eine Einkaufstasche aus dünnem Stoff, die man an einem trockenen, luftigen Ort aufhängt (den Inhalt von Zeit zu Zeit auflockern).

Löwenzahn

(Taraxacum officinale - Korbblütengewächse - Asteraceae)

Löwenzahn ist in erster Linie eine vortrefflich entgiftende Pflanze, die Toxine sowie im Körper akkumulierte Stoffwechselschlacken beseitigt (vor allem bei übermäßgem Genuss von fettem und gebratenem Fleisch) und das Allgemeinbefinden geschwächter Menschen bessert. Er reinigt und *stärkt* die Leber, regt deren Stoffwechsel an und ist daher ein probates Mittel gegen **chronische Leberleiden (Lebervergrößerung, Gelbsucht, infektiöse Hepatitis**) und **Gallenleiden**. Neuere Forschungen zeigen, dass er die Gallensteinentwicklung beeinflusst. Zwar werden vorhandene **Gallensteine** nicht aufgelöst, doch wird ihre Vergrößerung sowie die Neubildung von Steinen durch regelmäßige Löwenzahnkuren (2 x jährlich 4 Wochen) unterbunden; die Steingalle wird beruhigt, und Koliken werden weitgehend vermieden. Außerdem wirkt er gut bei Erkrankungen der Brust und der Milchdrüsen, bei **Abszessen, Eiterungen, wunder Haut, Hämorrhoiden**, bei **Geschwulsten, Zysten, Lymphdrüsenschwellungen** und **mangelnder Milchsekretion**. Zusammen mit Klettenwurzel und Wegwartenwurzel ergibt die Löwenzahnwurzel ein gutes *kühlendes* Getränk.

Aufgrund seiner harntreibenden Wirkung ist Löwenzahn heilsam bei **chronischen Nierenleiden, Harnsteinen** und **Harnbeschwerden**, und da er dank seiner stoffwechselregulierenden, harnsäureausschwemmenden Eigenschaften noch vorteilhaft auf das Bindegewebe wirkt, ebenfalls bei **Rheuma, Gicht** (sowohl Häufigkeit als auch Heftigkeit der Schmerzattacken nehmen bei kurmäßiger Anwendung des Tees oder des Saftes ab), bei **Arthrose, Lumbago, Ischias** und sogar bei **Bandscheibenschäden**. Ferner wird er (meist kombiniert mit anderen Pflanzen) erfolgreich zur Behandlung von **Bettnässen** eingesetzt.

Nicht zuletzt ist Löwenzahn ein **Augentonikum**, das, äußerlich in Form von Spülungen und Waschungen mit der Abkochung oder dem Destillat angewendet, Augenentzündungen heilt und als Tee getrunken die Sehkraft stärkt. „Dieses Kraut hilft uns weiter zu sehen, ohne dass wir eine Brille benötigen", schrieb *Culpeper*, und *Pfarrer Künzle* war überzeugt: „Der bitter schmeckende Saft des Löwenzahns macht klare Augen, vertreibt Flecken in den Augen. Die Anwendung ist einfach: Man träufelt den Löwenzahnsaft in die Augen."

Auch *Tabernaemontanus* hatte über Löwenzahn einiges zu berichten: Der gereinigte Saft aus frischem Kraut und Wurzeln ist eine hoch gelobte Arznei gegen die Verstopfung der Leber (s.d.) und „hitzige Entrichtung und Brunst des Magens (Catarrhus gastricus febrilis, ein fieberhafter, krankhafter Magenzustand, Gastritis) und der Leber" (hitzige Leber: die heiße Leber als Zeichen der sogenannten biliösen Komplikation bei fieberhaften, hitzigen Krankheiten), vertreibt die Gelbsucht, den grünen Siechtag und verhütet die Wassersucht, sofern man täglich morgens nüchtern 6 Loth davon trinkt, hilft auch gegen alle Arten von

Fieber, besonders gegen das dreitägige. Löwenzahnkraut mit Wurzel in gutem Weinessig auf zwei Drittel eingesotten und von der durchgeseihten Brühe morgens und abends je einen normalen Tischbecher voll getrunken, vertreibt die Harnwinde (s.d.), das tröpflige Harnen (Dysurie; s. Tröpfelharnen) und bringt zurück den verstandenen Harn. Löwenzahnkraut frisch zerstoßen und wie ein Pflaster aufgelegt oder Tüchlein mit dem Saft getränkt und übergelegt, lindert das hitzige Zipperlein (Gichtschmerzen, akute Gicht) und die Gliedersucht (rheumatische Schmerzen, Arthritis rheumatica).

Mességué war so begeistert vom Löwenzahn, dass er ihn nicht nur als Salat empfahl und sagte, man könne so viel davon essen wie man wolle und werde sich „wunderbar fühlen", sondern auch als Heilpflanze: „Die Wirkung des Löwenzahns ist vielfältig und vollkommen auf die Gesamtheit der Organe abgestimmt", wobei er in erster Linie die Verdauung fördert, indem er zum einen die mechanische Arbeit des Magens verstärkt, zum anderen die Sekretion der Leber, der Bauchspeicheldrüse und des Darms anregt. „Jene, die an Gelbsucht, Leberkoliken und Leberstörungen" mit Begleiterscheinungen „wie hässliche Haut, Ekzeme, Flechten" etc. leiden; „jene, die über träge Verdauung, Verstopfung" und „Koliken klagen, und auch Zuckerkranke sollen sich vertrauensvoll an Meister Löwenzahn wenden" (**Diabetes mellitus**). Aber damit seien dessen Wohltaten lange nicht erschöpft; er wirke überdies stärkend, blutreinigend, abführend, anregend, harntreibend und gegen Skorbut. „Und bei äußerlicher Anwendung entwickelt er erstaunliche Heilkräfte gegen Geschwüre, Entzündungen und Hautkrankheiten" *(Mességué).*

Zubereitung und Anwendung

Verdauungsstörungen, Hauterkrankungen, Harnbeschwerden, Gelbsucht, Sehschwäche, als Tonikum, zur Stärkung der Leber- und Gallenfunktion: Nach Bedarf werden 2-3 x täglich 500-750 mg des Pulvers aus der Wurzel oder aus der Wurzel mit Kraut in Wasser eingenommen, oder es wird 2-3 x täglich 1 Tasse eines Aufgusses aus 1-2 Teelöffeln der Wurzel mit Kraut und 0,25 Liter kochendem Wasser (15 Minuten) getrunken.

Veränderungen der Augenbindehaut, der Hornhaut (Flecken vor den Augen, hypertrophische Entartung der Bindehaut des Augapfels), Hornhauttrübung: Es werden 2-3 x täglich 1-2 Tropfen des Milchsaftes aus dem Kraut in die Augen geträufelt *(Künzle)*. Hinweis: Der Milchsaft klebt an den Augenlidern; es ist daher angenehmer, das destillierte Löwenzahnwasser oder die gefilterte und abgekühlte Abkochung der geschälten frischen Wurzel anzuwenden - nur nach Rücksprache mit einem Augenarzt!

Krampfadern: Es werden Beinbäder oder Umschläge mit der Abkochung gemacht: 40 g Wurzel mit Kraut auf 1 Liter Wasser, 5 Minuten kochen, nach dem Abkühlen abseihen, dem Badewasser beifügen oder zu Umschlägen verwenden *(Rivolier).*

Warzen: Man bringt den frischen Milchsaft aus der Wurzel (gegebenenfalls kombiniert oder abwechselnd mit dem gelben Milchsaft des Schöllkrautes) auf die Warze.

Augenbindehautentzündung, andere Augenentzündungen: Gesicht und Augen werden mehrmals mit einer gefilterten und abgekühlten Abkochung der Wurzel gewaschen, oder es wird das aus dem Kraut destillierte Wasser eingeträufelt. Nur nach Rücksprache mit einem Augenarzt anwenden! Auf sterile Bedingungen achten!

Hämorrhoiden: Es werden Sitzbäder mit der Abkochung gemacht: 40 g Wurzel mit Kraut auf 1 Liter Wasser, 10 Minuten kochen, abseihen, dem Badewasser zugeben *(Rivolier)*. Begleitend wird 2-3 x täglich 1 Tasse eines Aufgusses aus 1-2 Teelöffeln der Wurzel mit Kraut und 0,25 Liter kochendem Wasser (15 Minuten) gegeben.

Austreibung von Nierensteinen durch Wasserstoß: 2 Esslöffel Löwenzahnwurzel mit Kraut werden mit 0,5 Liter kaltem Wasser übergossen, bis zum Sieden erhitzt und nach 20 Minuten abgeseiht. Dann gibt man noch 1 Liter warmes Wasser hinzu und trinkt diese Menge innerhalb von 15-20 Minuten. Es kommt zu einer starken Wasserausscheidung, bei der kleine Steine mit abgehen können *(Pahlow)*.

Alle übrigen innerlichen Heilanzeigen: Nach Bedarf wird 2-3 x täglich 1 Tasse einer Abkochung aus 1-2 Teelöffeln der Wurzel mit Kraut und 0,25 Liter Wasser getrunken (die Droge mit kaltem Wasser übergießen, bis zum Sieden erhitzen, 1 Minute lang kochen und nach 10 Minuten abseihen).

Hinweis: Bei Magenübersäuerung wie auch bei Sodbrennen ist der Zusatz von kleinen Mengen Kardamom, Sauerampferkraut, Himbeerblättern, Rotulmenrinde, Süßholzwurzel oder Kümmel zu empfehlen.

Rezeptur zur Entgiftung und Gesunderhaltung bzw. Gesamtregulation (Kaufhold)

Unsere schnelllebige, hektische Zeit bringt für unseren Organismus unzählige Gesundheitsrisiken mit sich. Durch schlechte Ernährung, Stress und Umweltgifte wird der Körper über die Maßen belastet und findet ohne Regulierungshilfen oft nicht zu einer normalen gesunden Funktion zurück. Nachfolgende Rezeptur wurde entwickelt, um einer solchen Disregulation vorzubeugen bzw. um den Körper wieder ins Gleichgewicht zu bringen, wobei die Entgiftung eine maßgebliche Rolle spielt. Denn nur ein entgifteter bzw. von schädlichen Stoffwechselschlacken befreiter Organismus kann sich selbst heilen. Viele Männer, ganz besonders aber Frauen mit Übergewicht und Regulationsstörungen unterschiedlichster Art nutzen diesen Tee seit geraumer Zeit mit bestem Erfolg. Die meisten Menschen, die ihn kurmäßig anwendeten, wirkten danach um Jahre jünger.

Heilanzeigen: Fettleibigkeit, schlechte Ernährung, Belastung durch Umweltgifte, Toxine im Blut, Leberleiden, Gallenbeschwerden, Magen-Darmbeschwerden, rheumatoide Arthritis, Lumbago, Bandscheibenschäden, Stoffwechselstörungen, Frauenbeschwerden (Disregulationen der Kleinbeckenorgane)

Löwenzahnwurzel mit Kraut	30,0	
Brennnesselblätter	27,0	
Frauenmantelkraut	14,0	
Brennnesselwurzel	10,0	
Zitronenverbenenblätter	9,0	(Lippiae triphyllae fol; Verbenae odoratae herb)
Salbeiblätter	5,0	
Beifußkraut	5,0	

(Aufguss: 2 Teelöffel auf 0,25 Liter kochendes Wasser, 10-15 Minuten abgedeckt ziehen lassen, über einen Zeitraum von 4 Wochen morgens nüchtern und abends vor dem Schlafengehen jeweils 1 Tasse langsam und schluckweise trinken, danach 1 Woche pausieren und die Kur wiederholen. Zur Beachtung: Wer sich krank fühlt, muss einen Arzt aufsuchen! Diese Rezeptur bzw. die Kombination von Löwenzahn, Brennnessel, Frauenmantel, Zitronenverbene, Salbei und Beifuß ist urheberrechtlich geschützt. Kommerzielle Verwertung nur mit Genehmigung! Die private Anwendung sowie die Verschreibung durch Naturheilpraxen ist erwünscht.)

Bettnässen, nächtliches Bettnässen (Kaufhold)

Rezeptur	1	2	3
Leinkraut	25,0	20,0	15,0
Johanniskraut	25,0	20,0	15,0
Spitzwegerichkraut	25,0	20,0	15,0
Schachtelhalmkraut	25,0	15,0	15,0
Löwenzahnwurzel mit Kraut	–	10,0	15,0
Schafgarbenblüten	–	10,0	15,0
Echtes Goldrutenkraut*	–	5,0	10,0

(Aufguss: 2 Teelöffel auf 0,25 Liter siedendes Wasser, 10 Minuten abgedeckt ziehen lassen, über einen Zeitraum von mehreren Wochen vor dem Schlafengehen 1 Tasse trinken. Diese Rezepturen werden bei Kindern und Erwachsenen gleichermaßen erfolgreich eingesetzt. - *Solidaginis virgaureae herb)

Gallensteine, Gallenwegsentzündung, Leberleiden (Kaufhold)

Rezeptur	1	2	3	4	5	
Andornkraut	20,0	20,0	20,0	15,0	–	(Marrubii herb)
Schöllkraut	20,0	20,0	15,0	15,0	15,0	
Odermennigkraut	20,0	20,0	15,0	15,0	15,0	
Schafgarbenblüten	15,0	10,0	15,0	15,0	15,0	
Leinkraut	15,0	10,0	15,0	15,0	15,0	(Linariae herb)
Leberblümchenkraut	–	10,0	–	–	–	(Hepaticae herb)
Löwenzahnwurzel mit Kraut	10,0	10,0	20,0	15,0	15,0	
Pfefferminzblätter	–	–	–	10,0	10,0	
Wermutkraut	–	–	–	–	15,0	

(Aufguss: 2 Teelöffel auf 0,25 Liter kochendes Wasser, 10 Minuten abgedeckt ziehen lassen, 2-3 x täglich 1 Tasse mäßig warm vor den Mahlzeiten trinken - kurmäßig über einen Zeitraum von 3-6 Wochen. Bei längerer Anwendung kann in Abständen von 7-10 Tagen zwischen den Rezepturen gewechselt werden. Diese Mischungen sind ein Resolvens für Leber und Galle, verhindern, dass sich neue Gallensteine bilden und vorhandene größer werden. Die Galle wird beruhigt, und Koliken werden seltener und schwächer. Nur nach Verordnung durch einen pflanzenheilkundigen Arzt oder Heilpraktiker anzuwenden!)

Löwenzahnblüten-Sirup (Treben)

Man gibt zwei gehäufte Doppelhände frischer Blüten in 1 Liter kaltes Wasser und bringt dieses bei abgedecktem Topf zum Sieden. Nach kurzem Aufwallen der Flüssigkeit nimmt man den Topf vom Herd und lässt ihn über Nacht verschlossen stehen. Am anderen Tag filtert man den Ansatz durch ein Leinentuch oder Sieb (wobei die Blüten gut ausgepresst werden) und versetzt die gefilterte Flüssigkeit mit 1 kg Zucker und einer halben Scheibe Zitrone (wenn gespritzt, dann ohne Schale). Man lässt den gesüßten Ansatz ohne Deckel so lange bei kleiner Hitze sieden (eventuell zwischendurch mehrmals erkalten lassen, um die Konsistenz zu prüfen), bis man einen guten Sirup hat. Dieser Sirup ist wie Honig (auch zum Backen) zu verwenden, indes für Nieren- und Leberkranke viel besser bekömmlich.

Löwenzahn-Sirup (Tabernaemontanus)

Das frische Kraut mit Wurzel wird zerhackt und ausgepresst. Auf 3 Pfund des Presssaftes gibt man 2 Pfund Zucker und kocht die Flüssigkeit bei kleiner Hitze zu einem Sirup ein, der gegen alle von Tabernaemontanus genannte Krankheiten eingesetzt wird.

Löwenzahn-Wein (Losch)

4 Liter bei trockenem Wetter gepflückte und ausgezupfte Löwenzahnblüten (gedrückt gemessen) werden mit 4 Litern Wasser übergossen und zusammen mit 1 Zitronenschale und 1 Orangenschale 20 Minuten lang gekocht und abgeseiht. Hiernach wird der Absud mit 5 Pfund Zucker sowie einer entkernten und geschnittenen Orange versetzt. Sobald er auf Körpertemperatur abgekühlt ist, gießt man 1 Tasse Hefe hinein und stellt ihn zum Gären an einen warmen Ort. Nach 4 bis 5 Tagen wird der fertige Wein gefiltert in Sektflaschen gefüllt und der Korken wie beim Sekt verdrahtet, so dass die Flaschen nicht aufknallen. Das Getränk ist kristallklar und so stark wie ein feiner Likör.

Löwenzahn-Wein (Kaufhold)

Man gibt 40 g der geschnittenen, getrockneten Wurzeln in 1 Liter Weißwein und lässt ihn 1-2 Wochen stehen. Jeweils ein Likörglas zu den Mahlzeiten trinken.

Löwenzahn-Wein (Mességué)

Zwei große, frische Löwenzahnwurzeln werden zerschnitten und für 3 Tage in 0,5 Liter Weißwein eingelegt. Bei Fieber ein kleines Glas (ca. 50-75 ml) davon trinken und eine Stunde später nochmals.

Löwenzahn-Kaffee (Mességué)

Die im Herbst geernteten frischen Wurzeln werden in Scheiben geschnitten, im Backofen geröstet und zu Pulver gemahlen. Das Pulver wird entweder pur als Kaffee-Ersatz oder als Zusatz zum normalen Kaffee verwendet.

Löwenzahn-Tinktur (Kaufhold)

50 g der getrockneten Wurzel mit Kraut für 6 Wochen in 500 g 45%igem Weingeist ansetzen (1:10 in EtOH 45%), filtrieren und in Braunglas-Flaschen umfüllen, 3 x täglich 10-20 Tropfen einnehmen.

Gegenanzeigen & Anwendungsbeschränkungen

Bei Verschluss der Gallenwege, Gallenblasenempyem und Darmverschluss dürfen Zubereitungen aus Löwenzahn nicht eingenommen werden. Bei Gallenleiden nur nach Rücksprache mit dem Arzt anwenden (vgl. *Hager*).

Dosierungsempfehlungen

1 gute Handvoll (ca. 70 g) des frischen **Krautes**, der **Wurzel**, oder der **Wurzel mit Kraut** auf 1 Liter Wasser zum Aufguss oder Absud, 3 x täglich 1 Tasse;
2-3 Teelöffel des Presssaftes aus dem **Kraut** täglich für Kinder;
2-3 Esslöffel des Presssaftes aus dem **Kraut** täglich für Erwachsene *(Mességué)*.
2-3 Esslöffel des Presssaftes aus der frischen **Wurzel** als Tagesdosis *(Ripperger)*.
2 Teelöffel (4 g) der **Wurzel mit Kraut** auf 0,4 Liter Wasser zum Kaltauszug (8 Stunden), diese Menge tagsüber trinken;
0,5 Teelöffel (ca. 750 mg) des Pulvers aus der **Wurzel mit Kraut** 3 x täglich (vgl. *Madaus***).
250-1000 mg des Pulvers aus **Kraut** oder **Wurzel** als Einzeldosis *(Lad & Frawley)*.
1-2 Teelöffel der Tinktur mit Zucker als Einzeldosis *(Leclerc)*.
1-2 Teelöffel der **Wurzel mit Kraut** auf 0,25 Liter Wasser zur Abkochung (kalt ansetzen, bis zum Sieden erhitzen und 1 Minute kochen, noch 10 Minuten ziehen lassen und abseihen), 2 x täglich 1 Tasse, kurmäßig über einen Zeitraum von 4-6 Wochen *(Pahlow)*.
20 Tropfen der Tinktur (1:10 in EtOH 40-45% - ca. 15 g auf 160 ml) aus dem getrockneten **Kraut** 3 x täglich;
10 Tropfen der Tinktur (1:5,7 in EtOH 60% - 40 g auf 250 ml) aus der getrockneten **Wurzel** 3 x täglich *(Nejedli)*.
10-20 Tropfen der Tinktur (1:10 in EtOH 45%) aus der getrockneten **Wurzel mit Kraut** 3 x täglich *(Kaufhold)*.

**Die angegebenen Pulvermengen wurden aus dem prozentualen Drogengehalt der von Madaus genannten Frischpflanzenverreibungen „Teep" abgeleitet.

Ernte und Aufbereitung

Kraut und Wurzeln werden in den Monaten April und Mai gesammelt und an einem luftigen Ort getrocknet. Die Wurzeln werden vor dem Trocknen gesäubert und gespalten; die Blüten verwendet man frisch).

Mehr Informationen über den Löwenzahn findet der Leser in dem Buch: PhytoMagister - Zu den Wurzeln der Kräuterheilkunst - Band 2 - ISBN 978-3-8423-7882-7.

Mädesüß (Spierstaude)

(Filipendula ulmaria - Rosengewächse - Rosaceae)

Die Blüten und das blühende Kraut als eines der besten harnreibenden und wichtigsten Stoffwechselmittel werden aufgrund ihrer regulierenden und stark entgiftenden Wirkung (Ausleitung über die Haut und Nieren) besonders gern und erfolgreich eingesetzt gegen **Gicht** und **Rheuma**, auch bei **Blasen- und Nierenleiden** (schwache Diurese, Harnzwang, Harnsteine, Blasenentzündung und Nierenentzündung, besonders nach Scharlach), **Harnsäure-Diathese** (Neigung zu erhöhtem Harnsäurespiegel) Ödemen, Wassersucht, Bauchwassersucht und als schweißtreibendes Mittel bei **fieberhaften Erkrankungen** wie z.B. Masern (wo sie die Exanthem-Bildung beschleunigen und steigern sollen), Scharlach, septisches Fieber (Kindbettfieber), **Erkältungskrankheiten** und **Grippe**.

Überdies wird Mädesüß verordnet bei allen entzündlichen Leiden der Verdauungswege, akutem und chronischem Durchfall (eigens bei Kindern) und Veränderung der Darmflora (besonders Mykose des Darmtraktes). Als ein besonders wirksames Umstimmungsmittel und Depurans ist es in der Geriatrie das Mittel der Wahl, vor allem bei **Stoffwechselentgleisungen** in der zweiten Lebenshälfte (Typ des dicklichen älteren Hochdruckpatienten, der das gute Leben liebt). Als weitere Heilanzeigen werden u.a. Nervenschmerzen, rheumatische Zahnschmerzen, Schmerzen nach Zahnextraktion sowie Arteriosklerose und Fettleibigkeit genannt.

Die Therapie von Gicht, Rheuma und Wassersucht mit Mädesüß muss über längere Zeit durchgeführt werden, am besten in Kombination mit anderen antirheumatisch wirkenden Drogen. Zur Unterstützung der inneren Anwendung können Massagen mit dem Mädesüß-Ölauszug gemacht werden.

Zubereitung und Anwendung

Wunden, Hautgeschwüre, Blutergüsse: Es werden Umschläge und Waschungen mit der Abkochung aus den Blüten oder dem Kraut oder Auflagen aus den frischen zerquetschten Blättern gemacht.

Ödeme, Wassersucht: Über einen Zeitraum von 3 Wochen wird 3 x täglich 1 Tasse eines Aufgusses aus 15 g der getrockneten Blüten und Blätter sowie 0,25 Liter siedendem Wasser (10 Minuten) gegeben *(Rivolier)*.

Nierensteine: Es wird 3 x täglich 1 Tasse eines Aufgusses aus 20 g Blüten und 0,5 Liter siedendem Wasser (10 Minuten) eingenommen *(Rivolier)*.

Wassersucht, rheumatische Erkrankungen: Täglich wird zu den Mahlzeiten 1 Gläschen Mädesüßwein oder 3-4 x täglich 1 Tasse eines Aufgusses aus 2 Teelöffeln der Blüten oder des blühenden Krautes und 0,25 Liter siedendem Wasser getrunken.

Rheuma, rheumatische Schmerzen: Kurmäßig wird 3 Wochen lang 3 x täglich 1 Tasse eines Aufgusses aus 50 g Blüten und 1 Liter siedendem Wasser (10 Minuten) verabreicht *(Rivolier)*.

Arteriosklerose: Es wird 3 x täglich zwischen den Mahlzeiten jeweils 1 Tasse eines Aufgusses aus 30 g der blühenden Triebspitzen und 1 Liter siedendem Wasser (15 Minuten) getrunken *(Rivolier)*.

Durchfall: Es wird 3 x täglich 1 Tasse eines Aufgusses aus 30 g der ganzen Pflanze mit Wurzel und 1 Liter siedendem Wasser (10 Minuten) gegeben *(Rivolier)*.

Fettleibigkeit: Es wird 3 x täglich 1 Tasse eines Aufgusses aus 50 g der Blüten und 1 Liter siedendem Wasser (10 Minuten) eingenommen *(Rivolier)*.

Gicht, zur Harnsäureausscheidung: Es wird 3 x täglich 1 Tasse eines Aufgusses aus 50 g Blüten und Blättern sowie 1 Liter siedendem Wasser (10 Minuten) getrunken *(Rivolier)*.

Zur Harnstoffausscheidung: Es wird 3 x täglich 1 Tasse eines Aufgusses aus 50 g der getrockneten Blätter und 1 Liter siedendem Wasser (10 Minuten) verabreicht *(Rivolier)*.

Alle übrigen innerlichen Heilanzeigen: Es wird 3-4 x täglich 1 Tasse eines Aufgusses aus 2 Teelöffeln der Blüten oder des Krautes und 0,25 Liter siedendem Wasser getrunken.

Entzündungen, innere Blutungen, Fieber (Künzle)

Mädesüßblüten	30,0
Salbeiblätter	30,0
Tausendgüldenkraut	30,0

(Aufguss: 2 Teelöffel auf 0,25 Liter siedendes Wasser, 10 Minuten, 2-3 x täglich 1 Tasse)

Rheuma, Gicht (Kaufhold)

Schachtelhalmkraut	18,0
Mädesüßblüten	15,0
Stiefmütterchenkraut	15,0
Löwenzahnwurzel mit Kraut	12,0
Klettenwurzel	12,0
Brennnesselblätter	12,0
Brennnesselwurzel	8,0
Salbeiblätter	8,0

(Aufguss: 2 Teelöffel auf 0,25 Liter kochendes Wasser, 10 Minuten abgedeckt ziehen lassen, 2-3 x täglich 1 Tasse mit Honig gesüßt trinken.)

Gicht, Podagra (Kaufhold)

Mädesüßblüten	40,0	
Echtes Goldrutenkraut	15,0	
Johanniskraut	15,0	
Schachtelhalmkraut	10,0	
Johannisbeerblätter	10,0	(Ribis nigri fol)
Brennnesselblätter	10,0	

(Aufguss: 2 Teelöffel auf 0,25 Liter kochendes Wasser, 10-12 Minuten abgedeckt ziehen lassen, 2-3 x täglich 1 Tasse; nur nach Verordnung durch einen pflanzenheilkundigen Heilpraktiker oder Arzt anzuwenden!)

Rheuma-Bad (Kaufhold)

Schachtelhalmkraut	60,0
Mädesüßblüten	40,0
Stiefmütterchenkraut	40,0

(Aufguss: 30 g auf 1-2 Liter kochendes Wasser, 15 Minuten, dem Vollbad zusetzen.)

Mädesüß-Sirup

50 g getrocknetes Kraut über Nacht in 0,5 Liter warmem Wasser ziehen lassen, abseihen und 900 g Zucker darin auflösen, bei niedriger Hitze zu Sirup einkochen, je nach Bedarf 4-5 x täglich 1 Esslöffel einnehmen *(Weidinger)*.

Mädesüß-Wein

2-3 Blütenzweige in eine Literflasche geben, mit trockenem Weißwein auffüllen, 8 Tage an einen warmen Ort stellen, abseihen, filtrieren und in eine saubere Flasche umfüllen, kühl und flach im Keller lagern *(Weidinger)*, oder 50 g frische Blüten mit 1 Liter siedendem Weißwein übergießen, 10 Minuten ziehen lassen und abseihen, 2 x täglich 1 kleines Glas (70 ml) zur Steigerung der Harnausscheidung trinken *(Rivolier)*.

Mädesüß-Tinktur

50 g der getrockneten Blüten oder des blühenden Krautes bei Raumtemperatur in 500 g 45%igem Weingeist ansetzen und an einen dunklen Ort stellen, nach 6 Wochen filtrieren und in eine Braunglas-Flasche abfüllen, 3 x täglich 15-30 Tropfen einnehmen, äußerlich verdünnt zu Umschlägen bei Blutergüssen verwenden *(Kaufhold)*.

Wirkungen

Blüten: Im Rahmen eines Tierversuchs wurde ein positiver Einfluss auf die **Heilung von** experimentell erzeugten **Magengeschwüren** beobachtet. Ferner wurde für eine Tinktur (1:10 in EtOH 70%) signifikante **antimikrobielle Aktivität** gegenüber Staphylococcus aureus und Staphylococcus epidermidis, Proteus vulgaris und Pseudomonas aeruginosa nachgewiesen, des weiteren für ein Gemisch aus einem alkoholisch und einem wässrig ausgezogenen Extrakt (1 g Droge auf 1 ml) eine Hemmwirkung auf das Wachstum von Staphylococcus aureus haemolyticus, Streptococcus pyogenes haemolyticus, Escherichia coli, Shigella flexneri, Klebsiella pneumoniae und Bacillus subtilis.

Kraut: In vitro wurde ein hohes, für die **adstringierende Wirkung** wichtiges Proteinbindungsvermögen durch das Ellagitannin Rugosin D sowie im Tierversuch eine **Antitumor-Aktivität** nachgewiesen. Russische Studien belegen zudem die **wundheilenden Eigenschaften** des Krautpulvers (vgl. *Hager*).

Dosierungsempfehlungen

1-2 Teelöffel der Tinktur *(Leclerc)*.

15-30 Tropfen der Tinktur (1:10 in EtOH 45% - 50 g auf 530 ml) aus dem getrockneten blühenden **Kraut** 3 x täglich *(Kaufhold)*.

1-2 Teelöffel des getrockneten blühenden **Krautes oder** der **Blüten** auf 0,25 Liter kochendes Wasser (10 Minuten), 2 x täglich 1 Tasse *(Pahlow)*.

5-20 g der **Blüten** auf 1 Liter Wasser zum Aufguss, davon 0,25-1 Liter als Tagesdosis;

4-5 g des getrockneten blühenden **Krautes** zwei- bis mehrmals täglich innerlich als Infus, eventuell als Pulver;

1,5-6 ml des Flüssigextraktes als Tagesdosis;

2-4 ml der Tinktur aus dem getrockneten blühenden **Kraut** als Tagesdosis (vgl. *Hager*).

2,5-3,5 g der getrockneten **Blüten** als Tagesdosis *(BA Nr. 43 v. 02.03.1989)*.

3 g des **Wurzel**pulvers *(Dinand)*.

1-2 Teelöffel (2,6-5,2 g) des getrockneten blühenden **Krautes** auf 0,2 Liter Wasser zum Kaltauszug (8 Stunden), tagsüber trinken;

125 mg des Pulvers aus **Wurzel, Kraut und Blüten** alle 2 Stunden (vgl. *Madaus***).

2 Teelöffel des getrockneten blühenden **Krautes** auf 0,25 Liter siedendes (nicht kochendes) Wasser zum Aufguss (15 Minuten), 3-4 x täglich 1 Tasse *(Weidinger)*.

50 g der getrockneten **Blüten und Blätter** (oder des blühenden Krautes; *d.V.*) auf 1 Liter siedendes Wasser zum Aufguss (10 Minuten), 3 x täglich 1 Tasse gegen Gicht;

30 g der blühenden **Triebspitzen** auf 1 Liter siedendes Wasser zum Aufguss (15 Minuten), 3 x täglich 1 Tasse zwischen den Mahlzeiten gegen Arteriosklerose;

60 g der getrockneten, zerkleinerten **Blüten und Blätter** auf 1 Liter siedendes Wasser zum Aufguss (10 Minuten), 3 Wochen lang 3 x täglich 1 Tasse gegen Ödeme *(Rivolier)*.

1-2 Teelöffel der frischen oder getrockneten **Wurzel** auf 1 Tasse Wasser zum Kaltauszug (6 Stunden, dann kurz aufkochen und 1-2 Minuten ziehen lassen), 2-3 x täglich 1 Tasse;

1 Esslöffel des Presssaftes aus der **ganzen Pflanze** als Tagesdosis *(Willfort)*.

4-6 g der getrockneten **Blüten** (1 Teelöffel = ca. 1,4 g) auf 1 Tasse siedendes Wasser zum Aufguss (10 Minuten), mehrmals täglich 1 Tasse *(Wichtl)*.

**Die angegebenen Pulvermengen wurden aus dem prozentualen Drogengehalt der von Madaus genannten Frischpflanzenverreibungen „Teep" abgeleitet.

Ernte und Aufbereitung

Die Blüten und das blühende Kraut werden von Juni bis Anfang August geerntet. Dazu schneidet man die blühenden Stengel auf halber Höhe ab und lässt sie, mit den Köpfen nach unten hängend, im Schatten bei unter 40 °C trocknen. Die Wurzeln werden vor der Blüte oder im Herbst ausgegraben, gewaschen, aufgefädelt und im Schatten getrocknet.

Raute (Weinraute)

(Ruta graveolens - Rautengewächse - Rutaceae)

Rautenkraut ist eines der wirksamsten Mittel gegen Sehschwäche durch Überanstrengung, Muskelübermüdung und Akkommodationskrampf. Zudem wird es in der Augenheilkunde bei Augenlidentzündung, Konjunktivitis, bei rheumatisch-arteriosklerotischer Glaskörper- und Linsentrübung sowie bei grauem Star eingesetzt. In der Frauenheilkunde hat es sich bewährt bei Amenorrhoe, Dysmenorrhoe und Wechseljahrsbeschwerden (Hitzewallungen etc.). Günstig beeinflusst werden außerdem Kongestionen nach dem Kopf, Blutstauungen, Hömorrhoiden, Krampfadern (hier auch äußerlich), nervöses Herzklopfen, Herzkrämpfe, Dyspnoe, Schwindel, Asthenie, sexuelle Schwäche, Neurasthenie und Magenschwäche. Äußerlich in Form von Einreibungen oder Umschlägen mit der Tinktur oder dem Ölauszug, aber auch innerlich wird es angewendet als ausgezeichnetes Gliederstärkungsmittel (Sehnenscheidenentzündung, Gelenkschmerzen, Knöchelschwäche, Ganglien am Handgelenk), bei Schmerzen und Verletzungen der Knochen und der Knochenhaut, bei Schlag- und Stoßverletzungen, Verrenkungen, Verstauchungen, Quetschungen wie auch bei Gicht (speziell Fingergicht), Lumbago, **Arthritis**, **Rheuma**, Neuralgien und Ischias.

Bohn beschrieb Ruta als hervorragendes Muskelmittel, das mit Erfolg eingesetzt wird bei **rheumatischen Gliederschmerzen** und **Gelenkrheumatismus**, aber auch bei Gebärmutterblutungen als Folge einer erschlafften Uterusmuskulatur (ohne Entzündung), bei krampfartigen, nervösen Uterusschmerzen, bei nervöser Harnverhaltung sowie äußerlich gegen Ermüdung und rheumatische Augenschmerzen.

Ähnlich wie Arnica wird Ruta meist lokal (Einreibungen oder Umschläge mit der reinen oder der 1:10 mit Aqua dest. verdünnten Tinktur), aber auch innerlich angewendet als ein **ausgezeichnetes Gliederstärkungsmittel (Gliederschwäche, Knöchelschwäche**, Sehnenscheidenentzündung, Ganglien am Handgelenk, Gelenkschmerzen), ferner bei Schmerzen und **Verletzungen der Knochen und Knochenhaut** (Knochenbrüche), **Verstauchungen**, **Verrenkungen**, gegen die Folgen von Stoß, Schlag und Quetschungen („Bei allen Stauchungen bringen Umschläge mit Ruta Ø schnelle Heilung"; *Brand*) sowie gegen Ischias, Neuralgien, **Rheuma**, Lumbago und Gicht, insbesondere Fingergicht *(Madaus)*.

Zubereitung und Anwendung

Gliederschwäche, Knöchelschwäche, Gicht, Rheuma, Lähmungen, Verstauchungen, Verrenkungen, Lumbago: Bei Bedarf werden Einreibungen mit der unverdünnten oder Umschläge mit der 1:10 verdünnten Tinktur oder Urtinktur gemacht (s. Nebenwirkungen und Risiken).

Schmerzen, Knochenverletzungen, Prellungen, Verstauchungen, Lähmungen: Es wird die 1:10 verdünnte Tinktur äußerlich angewendet (s. Nebenwirkungen und Risiken).

Sehnenscheidenentzündung: Es werden Umschläge mit der 1:10 verdünnten Tinktur oder Einreibungen mit dem Rauten-Öl (s. S. 128) gemacht (s. Nebenwirkungen und Risiken).

Gelenkschmerzen infolge von Arthritis, Arthrose, Rheuma, Gicht (Kaufhold)

Arnikablüten	30,0
Rautenkraut	20,0
Weidenrinde	20,0
Rosmarinblätter	15,0
Schachtelhalmkraut	10,0
Beinwellwurzel	5,0

(Alkoholauszug: Die Mischung in ein dichtschließendes Glas füllen, mit 1000 g 38%igem Kornbrand übergießen und für 6 Wochen verschlossen an einen warmen und dunklen Ort stellen, täglich schütteln, anschließend filtern, mit 200 ml Arzneiglyzerin mischen und in Braunglas-Flaschen füllen. Von allen Rezepturbestandteilen können auch zunächst einzelne Tinkturen (1:10 in EtOH 38%) hergestellt und diese anschließend den angegebenen Mengen entsprechend gemischt werden. Die schmerzenden Körperpartien mehrmals täglich einreiben. Oder die Mixtur auf ein feuchtes Tuch tropfen und zu Umschlägen verwenden. Dieses Mittel wirkt schmerzlindernd, entzündungshemmend und regenerierend und ist bei allen Schmerzen des Bewegungs- und Stützapparates bestens angezeigt. Die behandelten Körperbereiche nicht der Sonnenstrahlung aussetzen. Diese Rezeptur bzw. die Kombination von Zubereitungen aus Arnika, Raute, Weide, Zinnkraut, Rosmarin und Beinwell ist urheberrechtlich geschützt. Kommerzielle Verwertung nur mit Genehmigung! Die Verschreibung durch Naturheil- und Arztpraxen sowie die private Verwendung ist gestattet.)

Lumbago, Gelenkschmerzen, Gliederschmerzen (Kaufhold)

Rautenkraut-Tinktur	25,0	
Weidenrinden-Tinktur	25,0	
Gänsefingerkraut-Tinktur	25,0	(Anserinae e herb tinct)
Arnikablüten-Tinktur*	25,0	
Glyzerin, wasserfrei *(DAB 9)*	20,0	(Glycerinum anhydricum)

(Mixtur: Aus jeder Droge eine Tinktur (1:10 in EtOH 38-45%) herstellen, die Tinkturen und das Glyzerin mischen und die fertige Mixtur in eine Braunglas-Flasche füllen, unverdünnt zu Einreibungen, verdünnt zu Auflagen verwenden bzw. ein feuchtes Tuch mit der Mixtur betropfen und auflegen, bei Lumbago in Verbindung mit einer Wärmflasche, nicht mit einem Heizkissen. - *Da frische Arnikablüten oft schwer erhältlich sind, kann hier die Arnika-Essenz von Weleda eingesetzt werden.)

Rauten-Tinktur

50 g des getrockneten Krautes für 30 Tage in 500 g 38-40%igem Kornbrand oder Weingeist ziehen lassen (1:10 in EtOH 38-40%), äußerlich zu Einreibungen bei Gelenkschmerzen *(Kaufhold)*.

Rauten-Öl

15 g der getrockneten Rautenblätter werden für 14 Tage in 0,25 Liter Olivenöl angesetzt. Zu Einreibungen bei Rückenschmerzen und Quetschungen verwenden *(Weidinger)*. Herstellungsverfahren des Verfassers: s. Seite 162 ff.

Nebenwirkungen - Risiken

Bei Überdosierung: Magen- und Darmstörungen, Anschwellen der Zunge, starker Speichelfluss. Bei Hautkontakt können allergische Reaktionen wie Juckreiz und Entzündungen mit Bläschenbildung auftreten. Der Gehalt an Furanocumarinen kann bei äußerlicher Anwendung zu Photosensibilisierung führen (Sonnenbestrahlung vermeiden). Verschiedene Fallberichte beschreiben die Entwicklung von Photodermatosen (vgl. *Pahlow, Hager*).

Dosierungsempfehlungen

30-40 Tropfen der Urtinktur (Ruta Ø) auf 0,5 Liter Wasser zu Umschlägen bei Sehnenscheidenentzündung, Knochenhautentzündung und Verstauchungen *(Brand)*.
5 Tropfen der Tinktur (1:10 in EtOH 38-40%) aus dem getrockneten Kraut 2-3 x täglich *(Kaufhold)*.
2-4 Tropfen der Tinktur (1:10) auf 1-2 Esslöffel Wasser zu Augenwaschungen bei Sehschwäche bzw. rascher Ermüdung des Auges (vgl. *Hager*).

**Die angegebenen Pulvermengen wurden aus dem prozentualen Drogengehalt der von *Madaus* genannten Frischpflanzenverreibungen „Teep" abgeleitet.

Ernte und Aufbereitung

Das Kraut wird vor der Blüte gesammelt und bei unter 35 °C im Schatten getrocknet (Blütezeit: Juni-August). Dazu eignet sich eine Tasche aus dünnem Stoff, die man an einem trockenen, luftigen Ort aufhängt - den Inhalt von Zeit zu Zeit auflockern.

Mehr Informationen über die Raute findet der Leser in dem Buch: PhytoMagister - Zu den Wurzeln der Kräuterheilkunst - Band 2 - ISBN 978-3-8423-7882-7.

Rosmarin

(Rosmarinus officinalis - Lippenblütengewächse - Lamiaceae)

Rosmarin ist in erster Linie ein hervorragendes Anregungsmittel und Tonikum, das gerne eingesetzt wird in der Rekonvaleszenz, gegen Anämie, Erschöpfungszustände, Nervosität, Neurasthenie, Altersbeschwerden, Depressionen, Angstzustände, Schlaflosigkeit, nervös bedingte Migräne, ferner gegen Husten, Keuchhusten, Asthma und Herzklopfen, wobei er in geringer Dosierung krampfstillend und beruhigend, in höherer Dosierung belebend und anregend wirkt. Aufgrund seiner harntreibenden Eigenschaften wird er erfolgreich angewendet gegen **Rheuma**, **Gicht**, Harnsteine, Nierenkoliken und Harnverhaltung, ebenso wie seine regulierende Wirkung auf die Kleinbeckenorgane eine Anwendung bei Frauenleiden empfehlenswert macht (Leukorrhoe, Amenorrhoe, Dysmenorrhoe). Nicht weniger wichtig ist seine antihepatotoxische bzw. leberschützende Potenz, die in etwa vergleichbar ist mit der von Mariendistelsamen und eine Verordnung bei Leberleiden (Leberstauungen, Gelbsucht etc.) rechtfertigt. Im übrigen wurden neben antiviralen und antikonvulsiven auch antimutagene, tumorhemmende und galletreibende Wirkungen nachgewiesen. Äußerlich in Form von Einreibungen, Umschlägen und Bädern verwendet, ist Rosmarin ein Mittel zur Behandlung von Ödemen, Schlagwunden, Quetschungen, Verrenkungen, Verstauchungen, Muskelschmerzen, **Gichtschmerzen**, neuralgischen und **rheumatischen Schmerzen** sowie zur Beschleunigung der Wundvernarbung.

Pfarrer Kneipp lobte den Rosmarin als „ein vorzügliches Magenmittel. Als Tee zubereitet und getrunken reinigt er den Magen von Verschleimungen, bewirkt guten Appetit und gute Verdauung. Blähungen werden ausgetrieben und jene Erscheinungen günstig beeinflusst, die mit schlechter Zirkulation im Verdauungsapparat zusammenhängen.

Auf die Nieren wirkt Rosmarin harntreibend, besonders bei begleitenden Zirkulationsstörungen mit Herzschwäche. Der krankhaft beschleunigte Puls wird verlangsamt." Infolge der Steigerung der Durchblutung der Beckenorgane kommt ihm eine periodenfördernde Wirkung zu. „Wer gerne das Medizinglas auf seinem Tisch oder Stuhl prangen sieht, der fülle ein solches mit Rosmarintee und nehme morgens und abends je zwei bis vier Esslöffel voll. Der Magen wird bald Raison annehmen, d.i. nicht mehr lange in der Verschleimung stecken bleiben."

Teezubereitung: „1 Teelöffel auf 1 Tasse Wasser; bis 2 Tassen täglich schluckweise trinken. Tunlich ist die Mischung mit anderen Tees: Schafgarbe und Tormentill zu gleichen Teilen oder mit Wermut und Zinnkraut."

Rosmarinwein „in kleinen Portionen getrunken, hat sich als treffliches Mittel gegen Herzgebrechen (Herzleiden) bewährt. Er wirkt beruhigend und bei Herzwassersucht stark auf die Ausscheidung durch den Urin", wie solcher Wein denn generell bei Wassersucht gute Dienste leistet. „In beiden Leiden nehme man täglich morgens und abends 3 bis 4 Esslöffel oder ein kleines Weingläschen von dem angenehmen Tranke, an den man sich bald gewöhnen wird."

Zubereitung: Man gebe eine Handvoll (ca. 50 g) der kleingeschnittenen frischen Zweiglein in eine Flasche und fülle sie mit gutem, gelagertem Wein (am besten Weißwein) auf. Bereits nach einem halben Tag ist der Rosmarinwein verwendbar *(Kneipp)*.

Mességué berichtet von der alten Elisabeth von Ungarn, der im 14. Jahrhundert ein unerwartetes Liebesglück beschert wurde. Die damals 72jährige litt an **Gicht** und **Rheumatismus**, wurde aber durch den Gebrauch von Rosmarin wieder so jung, dass der König von Polen auf der Stelle um ihre Hand anhielt, worauf man überall das vorzügliche „Wasser der Königin von Ungarn" zu preisen begann. Madame de Sévigné, die ebenfalls an Rheumatismus litt, machte ähnliche Erfahrungen und schrieb, sie sei hell davon begeistert und dass Rosmarin „jeden Kummer trösten könne". Für Mességué ist der Rosmarin vor allem ein unvergleichliches Anregungsmittel", das neue Kraft gibt in der Rekonvaleszenz, bei Anämie, Erschöpfungszuständen, Neurasthenie, Altersbeschwerden und Depressionen, das diuretisch wirkt, **Rheumatismus** heilt und hilfreich ist gegen Harnsteine, Harnverhaltung und Nierenkoliken, das krampfstillend wirkt bei Keuchhusten, Husten, Bronchialasthma, Herzklopfen, Nervosität, Angstzuständen, Schlaflosigkeit und nervös bedingter Migräne, das außerdem die Verdauung fördert, die Gallensekretion anregt und die Leberfunktion unterstützt, die Menstruation regelt und wirksam ist gegen Würmer, Hautleiden und Leukorrhoe. Die äußerliche Anwendung in Form von Einreibungen, Umschlägen und Bädern empfiehlt er bei Ödemen, Schlagwunden, **Quetschungen,** Verrenkungen und Verstauchungen, überdies zur Beschleunigung der Wundvernarbung, den Aufguss zum Gurgeln bei Mundentzündungen, zu Klistieren bei Durchfall und zu Vaginalspülungen bei Scheideninfektionen (hier empfiehlt sich der Zusatz von 1 bis 2 Tropfen Teebaumöl).

Rosmarinblätter sind auch Bestandteil des **„Essig der vier Diebe".** Man legt Rosmarin, Thymian, Salbei, Lavendel und Knoblauch in Weinessig ein und erhält damit nicht nur einen hervorragenden Essig für Salate, sondern auch ein probates Einreibemittel gegen vielerlei Leiden *(Mességué)*.

Zubereitung und Anwendung

Rheuma, Arthritis, Gichtschmerzen, Quetschungen, Verstauchungen, Pleurodynie, Muskelschmerzen, Muskelkater, Ischias, Interkostalneuralgie: Nach Bedarf werden mehrmals täglich Einreibungen mit der Tinktur oder Umschläge mit dem Aufguss durchgeführt.

Erkältungskrankheiten, Rheuma: Ein Aufguss aus 50 g der getrockneten Blätter und 1-2 Litern kochendem Wasser (10-15 Minuten abgedeckt ziehen lassen) wird dem Badewasser zugegeben.

Neurasthenie, geistige Erschöpfung, allgemeine Schwäche: Tinktur, Aufguss oder das ätherische Öl werden getrennt oder kombiniert zu Bädern verwendet.

Alle übrigen innerlichen Heilanzeigen: Nach Bedarf wird mehrmals täglich 1 Tasse eines Aufgusses aus 1-2 Teelöffeln Rosmarinblättern und 0,25 Liter siedendem Wasser getrunken, oder es werden täglich mehrmals, je nach Heilanzeige (und ob eine beruhigende oder anregende Wirkung erwünscht ist), 20 bis 40 Tropfen Rosmarintinktur auf Zucker oder in heißem Wasser eingenommen.

Muskel- und Gelenkschmerzen (Kaufhold)

Rezeptur 1

Johanniskraut-Ölauszug	50,0	(Auszug aus den frischen Blüten)
Rosmarinöl ätherisch	20,0	
Pfefferminzöl ätherisch*	15,0	
Lorbeerblätteröl ätherisch	15,0	(das aus Lorbeerblättern destillierte Öl)

Rezeptur 2

Johanniskraut-Ölauszug	12,0	(Auszug aus den frischen Blüten)
Arnikablüten-Ölauszug	3,0	(Auszug aus den frischen Blüten)
Balsamkraut-Ölauszug	6,0	(aus den Blättern von Tanacetum balsamita)
Rosmarinöl ätherisch	7,0	
Pfefferminzöl ätherisch*	7,0	
Lorbeerblätteröl ätherisch	7,0	(das aus Lorbeerblättern destillierte Öl)

(Mixtur: 1-2 x täglich äußerlich zu Einreibungen verwenden. *Menthae arvensis aetheroleum und chinesisches Minzöl eignen sich ebenfalls sehr gut.)

Rosmarin-Tinktur

Eine Handvoll der Blätter (für 2-3 Tage) in 0,25 Liter 40-45%igem Branntwein einlegen, 1 x täglich 1 Teelöffel einnehmen *(Mességué)*. Äußerlich kann die Tinktur ähnlich wie die Lavendeltinktur angewendet werden: bei Verstauchungen, Schlagwunden, Quetschungen und Ödemen, bei Scheideninfektionen in stark verdünnter Form, ebenso bei Mundentzündungen. Andere Quellen geben für die Tinktur folgende Verhältnisse an: 1:5 in EtOH 70% V/V; 1:5,7 in EtOH 60%; 1:3,5 in EtOH 30%; 1:4 in EtOH 50% und 1:10 in EtOH 65% V/V.

Aquae Reginae Hungariae (Originalrezeptur 14. Jahrhundert)

Rosmarinblüten	100,0	(frisch gepflückt)
Pfefferminzblätter	20,0	

(Alkoholauszug: Die Mischung in ein Glas geben und mit 1,5 Liter 96%igem Weingeist übergießen, für 6 Wochen verschlossen an einen warmen Ort stellen (täglich schwenken), anschließend durch ein feines Leinentuch gießen und den Alkoholauszug mit der gleichen Menge Rosenwasser (1:1) versetzen. Das ergibt ein ungewöhnlich erfrischendes Wasser, das sich zur Pflege schlecht durchbluteter, großporiger Haut sowie zu schmerzlindernden Einreibungen bei rheumatischen Schmerzen gut eignet. Innerlich täglich einen Teelöffel voll einnehmen. „Ich bin verrückt danach, es ist die Erleichterung bei jeder Art von Kummer" *(Marquise de Sévigné)*.

Aquae Reginae Hungariae (Rezeptur ab dem 15. Jahrhundert - Mengen: Kaufhold)

Rosmarinblüten und -blätter	100,0	
Lavendelblüten	20,0	
Poleiminzblätter	20,0	
Dostenkrautblüten	10,0	(Origani flos; Stammpflanze: Origanum vulgare)

(Alkoholauszug: Die Mischung in ein Glas geben und mit 1,5 Liter 96%igem Weingeist übergießen, für 6 Wochen verschlossen an einen warmen Ort stellen (täglich schwenken), anschließend durch ein feines Leinentuch gießen und den Alkoholauszug mit der gleichen Menge Rosenwasser (1:1) mischen. Äußerlich als Einreibung bei rheumatischen Schmerzen verwenden, innerlich täglich 1 Teelöffel oder 2-3 x täglich 10-15 Tropfen einnehmen. Dieses Wasser „macht den Geist klar, stärkt das Augenlicht bis ins höchste Alter und wirkt verjüngend" *(Lehrbuch der Magie)*.

Das Wasser der Königin von Ungarn (Mességué)

Rosmarinblätter-Tinktur   75,0
Lavendelblüten-Tinktur   25,0

(Mixtur: 1 x täglich 1 Teelöffel voll einnehmen, äußerlich zu Einreibungen gegen Rheuma, Gicht und Muskelschmerzen verwenden.)

Aquae Reginae Hungariae (moderne Rezeptur)

Rosmarinblätter   16,0
Pfefferminzblätter   4,0

(Alkoholauszug: Mischung für 4 Wochen in 100 g 96%igem Weingeist ansetzen (in dieser Zeit mehrmals schütteln), nach dem Filtern 4 Tropfen ätherisches Rosmarinöl einrühren und anschließend mit 100 ml Rosenwasser mischen.)

Rosmarin-Lavendel-Tinktur

Ein Glas zu einem Drittel mit einer Mischung aus 1 Teil Lavendelblüten und 3 Teilen Rosmarinblättern füllen, mit 38-45%igem Weingeist auffüllen und 14 Tage an einen warmen, dunklen Ort stellen (öfters schütteln), danach filtern, 2-3 x täglich 10-15 Tropfen gegen nervöse Herzbeschwerden, Kreislaufschwäche und Erschöpfung einnehmen, äußerlich zu Einreibungen bei Gelenkschmerzen und Muskelschmerzen verwenden *(Kaufhold)*.

Rosmarin-Salbe

Eine Mischung aus je 2 Esslöffeln Olivenöl, Tannenharz und Bienenwachs bei geringer Hitze zum Schmelzen bringen und 1 Teelöffel Rosmarintinktur zugeben. Bei Muskel- und Gelenkschmerzen zu Einreibungen verwenden *(Mességué)*. Oder einen Ölauszug gemäß Band 1, S. 16-17 herstellen, das Öl bei kleiner Hitze erwärmen und so viel Bienenwachs einrühren (zwischendurch erkalten lassen und die Konsistenz prüfen), bis die Salbe dick genug ist. Durch Zugabe von einigen Tropfen Rizinusöl kann die Wirkung noch ein wenig verstärkt werden *(Kaufhold)*.

Rosmarin-Öl

Einen Ölauszug aus den getrockneten Blättern gemäß Anleitung auf Seite 163 herstellen, äußerlich zu Einreibungen und Massagen verwenden *(Kaufhold)*.

Rosmarin-Zucker

120 g frische Rosmarinblüten mit 360 g weißem Zucker mischen und in einem Mörser so lange zerstoßen, bis eine homogene Konsistenz erreicht ist. Den fertigen Zucker in ein Glas füllen und dicht verschließen, 1-2 x täglich 1 Teelöffel einnehmen *(Kaufhold)*.

Rosmarin-Weine

1) Eine Handvoll (s. Band 1, S. 683 ff.) getrocknete Rosmarinblätter für 48 Stunden in 1 Liter trockenem Rotwein oder für 24 Stunden in 1 Liter Weißwein einlegen, zu jeder Mahlzeit 1 kleines Glas als Diuretikum trinken *(Mességué)*.
2) 10-20 g getrocknete Rosmarinblätter mit 0,75 Liter trockenem Weißwein übergießen und nach 5 Tagen abseihen, 2 x täglich 1 kleines Weinglas trinken *(Pahlow)*.
3) 70 g getrocknete Rosmarinblätter 4 Tage lang in 1 Liter Weißwein ziehen lassen, dann filtrieren, morgens nüchtern sowie mittags und abends jeweils 1 Stunde vor dem Essen 1 Stamperl (ca. 20 ml) trinken *(Willfort)*.
4) 50 g getrocknete Rosmarinblätter für 24 Stunden in 0,75 Liter Weißwein einlegen und filtrieren, 4 x täglich 1 Likörglas als Diuretikum einnehmen *(H. Becker)*.
5) Eine Handvoll zerschnittene frische Zweige in eine Flasche geben und diese mit gutem, gelagerten Weißwein auffüllen. Bereits nach einem halben Tag ist der Rosmarinwein verwendbar *(Kneipp)*.

Aufguss und Absud (Mességué)

Eine halbe Handvoll* auf 1 Liter Wasser wirkt krampfstillend und beruhigend, eine gute Handvoll* auf 1 Liter Wasser dagegen anregend (belebend), 1-3 x täglich 1 Tasse trinken, auch äußerlich in Form von Einreibungen und Umschlägen bei Ödemen, Quetschungen, Verstauchungen und Wunden, ferner als Gurgelwasser wie auch zu Vaginalspülungen und Klistieren zu verwenden (* s. Band 1, S. 683 ff.).

Hand und Fußbäder (Mességué)

Eine gute Handvoll (s. Band 1, S. 684 ff.) der blühenden Zweige wird mit 1 Liter kochendem Wasser übergossen. Diese Bäder wirken besonders gut bei Rheumatismus.

Wirkungen

Für verschiedene Extrakte aus Rosmarinus sind **antivirale** (Herpes-simplex-Virus Typ 2, HIV-1-Virus), **cholagoge, antispasmodische** (krampflösende), **den Koronardurchfluss steigernde, antikonvulsive, tumorhemmende, hepatoprotektive** (leberprotektive) und **antimutagene Wirkungen** nachgewiesen. Die stärkste antimutagene Wirkung zeigte eine polare Fraktion, die mit EtOH 50% extrahiert wurde (vgl. *Hager*).

Nebenwirkungen

Bei Verabreichung größerer Mengen des ätherischen Rosmarinöls besteht die Gefahr von Gastroenteritis (Magen-Darmentzündung) und Nephritis (Nierenentzündung). Zubereitungen aus Rosmarinblättern dürfen während der Schwangerschaft nicht eingenommen werden (vgl. *Wichtl*).

Dosierungsempfehlungen

10-20 Tropfen des ätherischen Öls innerlich als Tagesdosis;
1 Teelöffel (2 g) der getrockneten Blätter auf ca. 150 ml zum Aufguss (15 Minuten) als Einzeldosis;
4-6 g der getrockneten Blätter als Tagesdosis;
50 g der getrockneten Blätter auf 1 Vollbad;
2-4 ml des Fluidextraktes (1:1 mit EtOH 45%) als Einzeldosis;
1,5-3 g des Fluidextraktes als Tagesdosis;
20-40 Tropfen der Tinktur (1:5 in EtOH 70%) aus den getrockneten Blättern auf Würfelzucker oder in einem beliebigen Tee (oder in heißem Wasser; *d.V.*) als Einzeldosis, zur äußerlichen Anwendung etwa 25%ig;
2,5-7,5 g der Tinktur *(EB 6)* aus den getrockneten Blättern als Tagesdosis (vgl. *Hager*).
1-3 Tropfen des ätherischen Öls mehrmals täglich *(Klemperer-Rost)*.
2 Teelöffel (4,2 g) der getrockneten Blätter auf 0,4 Liter Wasser zum Kaltauszug (8 Stunden) oder Aufguss als Tagesgabe;
125 mg des Pulvers aus den Blättern 3-4 x täglich (vgl. *Madaus***).
1 halbe Handvoll (s. Band 1, S. 683 ff.) der getrockneten Blätter auf 1 Liter kochendes

Wasser zum Aufguss (10-15 Minuten; *d.V.*), 1-2 x täglich 1 Tasse als Beruhigungsmittel;
1 gute Handvoll (s. Band 1, S. 684 ff.) der getrockneten Blätter auf 1 Liter kochendes
Wasser zum Aufguss (10-15 Minuten; *d.V.*), 2-3 x täglich 1 Tasse als Anregungsmittel;
1 Teelöffel der Tinktur (ca. 1:15 in EtOH 40-45%) aus den getrockneten Blättern 1 x täglich *(Mességué)*.
5-10 Tropfen der Tinktur (1:5,7 in EtOH 60% - 40 g auf 250 ml) aus den getrockneten
Blättern 3 x täglich *(Nejedli)*.
1 Teelöffel (2 g) der getrockneten Blätter auf 150 ml kochendes Wasser zum Aufguss (15
Minuten), 3-4 x täglich 1 Tasse zwischen den Mahlzeiten;
50 g der getrockneten Blätter auf 1 Liter Wasser zur Abkochung (kurz aufkochen, 15-30
Minuten abgedeckt ziehen lassen, abseihen), dem Badewasser zusetzen *(Wichtl)*.
1 Teelöffel der getrockneten Blätter auf 1 Tasse Wasser zum Aufguss, bis 2 Tassen täglich
(Kneipp).
50 g der getrockneten Blätter auf 1 Liter Wasser zur Abkochung (kalt ansetzen, bis zum
Sieden erhitzen, dann 30 Minuten abgedeckt ziehen lassen), dem Badewasser zusetzen;
1 gehäufter Teelöffel der getrockneten Blätter auf 0,25 Liter heißes Wasser (15 Minuten),
morgens und mittags 1 Tasse bei Erschöpfungszuständen, besonders nach Infektionskrankheiten und Grippe *(Pahlow)*.

**Die angegebenen Pulvermengen wurden aus dem prozentualen Drogengehalt der von
Madaus genannten Frischpflanzenverreibungen „Teep" abgeleitet.

Ernte und Aufbereitung

Die Blätter werden vor der Blütezeit (März-Mai), am besten in der Mittagssonne gesammelt und schnell bei Temperaturen unter 35 °C getrocknet. Dazu eignen sich Einkaufs-
taschen aus dünnem Stoff, die man an einem trockenen, luftdurchströmten Ort aufhängt,
den Inhalt von Zeit zu Zeit auflockern. Die Blüten werden auf gleiche Weise getrocknet.

Mehr Informationen über Rosmarin findet der Leser in dem Buch: PhytoMagister - Zu den Wurzeln der Kräuterheilkunst - Band 2 - ISBN 978-3-8423-7882-7.

Schachtelhalm (Zinnkraut)

(Equisetum arvense - Schachtelhalmgewächse - Equisetaceae)

Schachtelhalmkraut als ein wirksames **harntreibendes** und blutreinigendes Mittel hat eine starke steinlösende Wirkung bei **Nierensteinen** und **Blasensteinen**. Daher ist es Bestandteil vieler Nieren- und Blasen-Tees, zumal es die Wasserdiurese erhöht, ohne den Elektrolythaushalt zu beeinflussen, womit es sich hervorragend zur Durchspültherapie auch bei **Nierenentzündung**, Nierenbeckenentzündung, **Blasenentzündung**, **Reizblase** und **Harnbeschwerden** (Dysurie) eignet. Ferner ist Schachtelhalmkraut ein probates Mittel bei Lungentuberkulose, das auch gern bei chronischer Bronchitis verordnet wird.

Als Adstringens ist es angezeigt bei **Blutungen** aller Art, insbesondere bei starker Menstruationsblutung, klimakterischen Blutungen und blutenden Magengeschwüren, im übrigen bei Durchfall und Weißfluss. Auch beobachtete man eine ausgezeichnete Wirkung bei **Milzvergrößerung** sowie in Form des Presssaftes bei Mundschleimhautentzündung.

Schachtelhalmkraut fördert die Heilung von **Knochenbrüchen**, stärkt das Bindegewebe (daher auch als Unterstützungsmittel bei **Arthrose** und **Arthritis** anzuwenden), reinigt die Augen und entgiftet das Blut. Ebenfalls von guter Wirkung ist es als unterstützendes Mittel bei Fieber infolge von Infektionen. Schachtelhalmkraut besitzt ähnliche Eigenschaften wie Klettensamen und kann äußerlich in Form einer Paste oder von Waschungen, auch Umschlägen mit dem Aufguss bei Wunden, Geschwüren, juckenden Hautausschlägen, Hautflechten, **offenen Beinen** (Ulcus cruris) und eitrigen Nagelbettentzündungen angewendet werden. Im Verein mit Johanniskraut hilft es bei **Bettnässen**. Auch bei der Behandlung von Fisteln, bösartigen Geschwüren (Krebs), bei Zahnfleischbluten, Bandscheibenschäden, Schleimbeutelentzündungen (Bursitis), Lupus sowie bei posttraumatischen und statischen **Ödemen** fördert es die Heilung.

Zubereitung und Anwendung

Rheuma, Gicht, Gelenkschmerzen: Dem Badewasser werden je 1 Esslöffel Schachtelhalmkraut-Flüssigextrakt (Equiseti extr fluid 1:1, 20%) und Rosmarintinktur (1:5 in EtOH 70%) sowie 10-15 Tropfen Latschenkiefernöl zugesetzt. Badedauer: 15-20 Minuten. Alle Bestandteile sind in der Apotheke erhältlich.

Wunden, Schürfungen, eitrige Wunden, Ulcus cruris: Es werden mit der Abkochung getränkte Umschläge, oder es wird das zerstoßene Kraut als Brei oder wie ein Pflaster aufgelegt.

Zahnwurzelentzündung, Zahnfleischentzündung: Es wird mehrmals täglich 2-3 Minuten lang mit einem Aufguss (30 Minuten ziehen lassen) aus 3-4 Teelöffeln des Krautes und 0,25 Liter kochendem Wasser gespült.

Alle innerlichen Heilanzeigen: Es wird 3-4 x täglich 1 Tasse eines Aufgusses aus 1-2 Teelöffeln des Krautes und 0,25 Liter kochendem Wasser, oder es werden 250-500 mg (laut *Puschkin* bis zu einem Esslöffel 3 x täglich) des Pulvers aus dem Kraut in Wein oder Wasser oder 10-20 Tropfen der Tinktur (1:8 in EtOH 60%) eingenommen.

Knochenbrüche, Verstauchungen (Kaufhold)

Beinwellwurzel-Tinktur	(1:04, EtOH 45%)	70,0	(aus der frischen Wurzel)
Schachtelhalmkraut-Tinktur	(1:05, EtOH 38%)	20,0	
Arnikablüten-Tinktur	(1:10, EtOH 38%)	10,0	

(M.D.S.: Die betroffene Körperpartie mehrmals täglich sanft mit der Mischung einreiben oder feuchte Umschläge damit betropfen und auflegen.)

Einreibung gegen rheumatische Schmerzen (Kaufhold)

Beinwellwurzel-Tinktur	(1:04, EtOH 45%)	14,0	(aus der frischen Wurzel)
Bärlappkraut-Tinktur	(1:10, EtOH 38%)	12,0	(Lycopodii e herb tinct)
Arnikablüten-Tinktur	(1:10, EtOH 38%)	12,0	
Lavendelblüten-Tinktur	(1:10, EtOH 38%)	10,0	
Angelikawurzel-Tinktur	(1:05, EtOH 38%)	10,0	
Schachtelhalmkraut-Tinktur	(1:10, EtOH 38%)	10,0	
Wacholderbeer-Tinktur	(1:10, EtOH 38%)	8,0	
Rosmarinblätter-Tinktur	(1:10, EtOH 38%)	8,0	
Ringelblumenblüten-Tinktur	(1:10, EtOH 38%)	6,0	
Rautenkraut-Tinktur	(1:10, EtOH 38%)	6,0	
Myrrhen-Tinktur *(DAB 10)*		4,0	
Glyzerin, wasserfrei *(DAB 9)*		10,0	(Glycerinum anhydricum)

(M.D.S.: Die schmerzenden Körperpartien mehrmals täglich mit dem Liniment einreiben oder feuchte Umschläge damit betropfen und auflegen.)

Gelenkschmerzen infolge von Rheuma, Gicht (Kaufhold)

Rautenkraut-Tinktur	(1:10, EtOH 38%)	40,0	
Schafgarben-Tinktur	(1:10, EtOH 38%)	30,0	(1:1 aus Kraut und Blüten)
Lilienblüten-Tinktur	(1:10, EtOH 38%)	20,0	(aus frischen Blütenblättern)
Schachtelhalmkraut-Tinktur	(1:10, EtOH 38%)	10,0	
Glyzerin, wasserfrei *(DAB 9)*		10,0	(Glycerinum anhydricum)

(Mixtur: Die Bestandteile mischen, nach 2 Stunden filtern und in eine Flasche aus braunem Glas füllen, mehrmals täglich die schmerzenden Körperpartien einreiben. Oder die Mixtur auf ein feuchtes Tuch tropfen und zu Umschlägen verwenden. Dieses Mittel wirkt schmerzlindernd, entzündungshemmend, regenerierend und ist bei allen Schmerzen des Bewegungs- und Stützapparates bestens angezeigt. Diese Rezeptur bzw. die Kombination von Zubereitungen bzw. Drogen aus Raute, Schafgarbe, Madonnenlilie, Schachtelhalmkraut ist urheberrechtlich geschützt. Kommerzielle Verwertung nur mit Genehmigung des Verfassers! Die Verordnung durch Naturheil- und Arztpraxen ist erwünscht.)

Rheuma, Gicht, Gelenkschmerzen (Kaufhold)

Rezeptur	1	2	3	4	5	6
Schachtelhalmkraut	60,0	40,0	20,0	30,0	40,0	20,0
Rosmarinblätter	40,0	40,0	20,0	30,0	40,0	20,0
Heidekraut	–	20,0	–	20,0	–	10,0
Rosenblütenblätter	–	–	20,0	–	–	20,0
Gierschkraut	–	–	20,0	20,0	20,0	20,0
Odermennigkraut	–	–	20,0	–	–	10,0

(Aufguss: 10-20 g oder 3-5 gehäufte Esslöffel der jeweiligen Mischung auf 1-2 Liter kochendes Wasser, 15-20 Minuten abgedeckt ziehen lassen, ins Badewasser (37-39 °C) gießen, morgens oder abends ein Bad nehmen, dessen Dauer allmählich von 10 auf 30 Minuten steigern; kurmäßig über 6 Monate: 7 Tage anwenden, 3 Tage pausieren, oder 3 Wochen anwenden, 5-6 Tage pausieren. Die Beimengung von 5-10 Tropfen Latschenkiefernöl und 2-4 g Natriumhydrogencarbonat kann sich günstig auswirken. **Zur Beachtung:** Voll- und Teilbäder erweisen sich in den Morgen- und Abendstunden als besonders wirksam. Nach 3-4 Wochen sollte die Rezeptur gewechselt werden. Die Anwendung ist zwingend mit dem Arzt abzusprechen! Diese Bäder können kunststoffbeschichtete Wannen verschmutzen.)

Muskelentzündungen, Bursitis (Kaufhold)

Weidenrinden-Tinktur	(1:10, EtOH 45%)	30,0	
Schachtelhalmkraut-Tinktur	(1:10, EtOH 45%)	30,0	
Arnikablüten-Tinktur	(1:10, EtOH 45%)	20,0	
Aloe vera Gel, 10fach		10,0	
Goldruten-Tinktur	(1:10, EtOH 45%)	10,0	(Solidaginis virgaureae tinct)
Glyzerin, wasserfrei *(DAB 9)*		20,0	(Glycerinum anhydricum)
Weingeist (50% V/V)		90,0	

(M.D.S.: Die schmerzenden Körperpartien mehrmals täglich mit einem nassen Tuch befeuchten, dann mit dem Liniment einreiben oder feuchte Umschläge damit betropfen und auflegen. Diese Arznei wirkt stark kühlend und lindernd, auch bei Kieferentzündung.)

Gelenkschmerzen infolge von Rheuma, Gicht (Kaufhold)

Rezeptur		1	2	3	4
Arnikablüten-Tinktur*	(1:10, EtOH 38%)	30,0	30,0	30,0	20,0
Rautenkraut-Tinktur	(1:10, EtOH 38%)	30,0	20,0	20,0	20,0
Weidenrinden-Tinktur	(1:10, EtOH 38%)	30,0	20,0	20,0	20,0
Angelikawurzel-Tinktur	(1:10, EtOH 38%)	–	–	20,0	20,0
Rosmarinblätter-Tinktur	(1:10, EtOH 38%)	–	20,0	–	10,0
Schachtelhalmkraut-Tinktur	(1:10, EtOH 38%)	10,0	10,0	10,0	10,0

(Mixtur: Herstellung und Anwendung wie Seite 140 oben - *Da frische Arnikablüten oft schwer erhältlich sind, verwendet der Autor die Arnika-Essenz von Weleda.)

Husten, Bronchialasthma (Pahlow)

Malvenblüten mit Kelch	10,0
Schachtelhalmkraut	10,0
Lindenblüten	10,0
Spitzwegerichkraut	10,0
Fenchelfrüchte	5,0
Holunderblüten	5,0
Thymiankraut	5,0

(Aufguss: 2 Teelöffel auf 0,25 Liter kochendes Wasser, 15 Minuten, 2-3 x täglich 1 Tasse)

Nierenentzündung, Nierenblutungen (Langhoff)

Schachtelhalmkraut	45,0
Kamillenblüten	45,0
Frauenmantelkraut	45,0
Wacholderbeeren	65,0

(Aufguss: 4 Teelöffel auf 0,4 Liter Wasser)

Nervenschwäche, hoher Blutdruck (Kaufhold)

Lavendelblüten	30,0
Ringelblumenblüten	30,0
Schafgarbenkraut	20,0
Holunderblüten	20,0
Augentrostkraut	20,0
Schachtelhalmkraut	20,0
Stiefmütterchenkraut	20,0
Hagebuttenschalen	20,0
Weißdornblätter	10,0
Johanniskraut	10,0

(Aufguss: 1-2 Teelöffel auf 0,25 Liter kochendes Wasser, 8-15 Minuten abgedeckt ziehen lassen, morgens und abends 1 Tasse möglichst bald nach dem Abseihen trinken, kurmäßig über 6 Monate: 7 Tage anwenden, 3 Tage pausieren, oder 3 Wochen anwenden, 5-6 Tage pausieren. Bäder: 3-5 Esslöffel auf 1-2 Liter kochendes Wasser, 15-20 Minuten ziehen lassen, ins Badewasser (37-39 °C) gießen (eventuell Zusatz von 2-4 g Natriumhydrogencarbonat), morgens oder abends ein Bad nehmen, dessen Dauer langsam von 10 auf 30 Minuten steigern. **Zur Beachtung:** Tee sowie Voll- und Teilbäder entfalten ihre größte Wirkung in den Morgen- oder Abendstunden. Die besten Ergebnisse werden durch Kombination von Tee-Kur und Bädern erzielt. Die Anwendung ist zwingend mit dem Arzt abzusprechen!)

Tee zur Schleimlösung (Knietzsch)

Ehrenpreiskraut	50,0
Tausendgüldenkraut	25,0
Schachtelhalmkraut	35,0

(Aufguss: 2 Teelöffel auf 0,25 Liter Wasser)

Kobert-Kühnscher Kieseltee gegen Lungentuberkulose

37,5 g Schachtelhalmkraut (Equiseti herb) mit 75 g Vogelknöterichkraut (Polygoni avicularis herb) und 25 g Hohlzahnkraut (Galeopsidis ochroleucae herb) mischen. Von dieser Mischung 1,5 Esslöffel mit 0,4 Liter Wasser übergießen und die Flüssigkeit auf die Hälfte einsieden, 3 x täglich 0,2 Liter trinken.

Schachtelhalmkraut-Dunstumschlag (Treben)

Eine gehäufte Doppelhand Schachtelhalm in ein Sieb geben und über kochendes Wasser hängen. Sobald das Kraut durch den aufsteigenden Dampf „heiß und weich" geworden ist, in ein Leinentuch einschlagen, auf die kranke Stelle legen und diese zusätzlich mit Tüchern oder einer Decke warm einpacken, „mehrere Stunden oder über Nacht einwirken lassen". Anzuwenden bei Bursitis (Schleimbeutelentzündung), Geschwulsten an der Fußsohle und anderen entzündlichen Schwellungen.

Schachtelhalmkraut-Sitzbad (Treben)

100 g des getrockneten Krautes für eine Nacht in (2-3 Liter; *d.V.*) kaltem Wasser ansetzen, dann aufkochen und dem Badewasser beifügen. Badedauer: 20 Minuten (das Wasser muss über die Nieren reichen). Nach dem Bad mit nasser Haut in den Bademantel und 1 Stunde im Bett „nachdunsten". Anzuwenden bei Nierensteinen, Nierenentzündung, Blasensteinen, Blasenentzündung, Blasenerkältung, Bursitis (Schleimbeutelentzündung) und Bandscheibenschäden.

Schachtelhalmkraut-Tinktur

20 g des getrockneten Krautes werden für 4-6 Wochen in 160 g 60%igem Alkohol (1:8 in EtOH 60%, 3 x täglich 10-20 Tropfen; *Nejedli*) oder in 200 g 38-45%igem Alkohol angesetzt (1:10 in EtOH 38-45%, 3 x täglich 20-30 Tropfen; *Kaufhold*).

Gegenanzeigen - Anwendungsbeschränkungen

Keine Durchspültherapie bei eingeschränkter Herz- oder Nierentätigkeit. Die äußere Anwendung als Vollbad soll bei größeren Hautverletzungen und akuten, unklaren Hautkrankheiten, schweren fieberhaften und infektiösen Erkrankungen, Herzinsuffizienz, Hypertonie nur nach Rücksprache mit dem Arzt erfolgen (vgl. *Hager*).

Dosierungsempfehlungen

4 Teelöffel (4,8 g) des getrockneten Krautes auf 0,4 Liter kochendes Wasser zum Aufguss, tagsüber trinken;

375 mg des Pulvers aus dem Kraut 3-4 x täglich;

1 Esslöffel des getrockneten Krautes auf 1 Tasse Wasser zur Abkochung (30 Minuten) als Gurgelmittel (vgl. *Madaus***).

250-500 mg des Pulvers aus dem Kraut 3 x täglich *(Lad & Frawley)*.

100 g des getrockneten Krautes (auf 2 Liter kochendes Wasser; *d.V.*) zum Aufguss (30 Minuten) als Badezusatz zur Anregung des Hautstoffwechsels bei Durchblutungsstörungen, Schwellungen, Knochenbrüchen, Frostbeulen, offenen Beinen (Ulcus cruris), Rheuma und Gicht;

1-2 Teelöffel des getrockneten Krautes auf 0,25 Liter Wasser zum Kaltauszug (12 Stunden), 3 x täglich 1 Tasse kurmäßig über längere Zeit;

1-2 Teelöffel des getrockneten Krautes auf 0,25 Liter siedendes Wasser zum Aufguss (30 Minuten), 3 x täglich 1 Tasse kurmäßig über längere Zeit *(Pahlow)*.

1 Esslöffel (ca. 4 g) des Pulvers aus dem Kraut 3 x täglich in 1 Tasse Wasser *(Puschkin)*.

2-4 g des getrockneten Krautes zum Aufguss als Einzeldosis;

6 g des getrockneten Krautes als mittlere Tagesdosis;

2-3 Teelöffel (2-4 g) des getrockneten Krautes auf 150 ml Wasser zur Abkochung (5-10 Minuten kochen und nach etwa 15 Minuten durch ein Teesieb geben), mehrmals täglich 1 Tasse des frisch zubereiteten Tees zwischen den Mahlzeiten;

1-4 ml des Fluidextraktes (1:1 in EtOH 25%) 3 x täglich;

10 g des getrockneten Krautes auf 1 Liter Wasser zur Abkochung für Umschläge;

2 g Droge im Aufguss (60 Minuten) pro Liter Badewasser als Badezusatz (vgl. *Hager*).

10-20 Tropfen der Tinktur (1:8 in EtOH 60% - 25 g auf 220 ml) aus dem getrockneten Kraut 3 x täglich *(Nejedli)*.

1 gehäufter Teelöffel vom frischen oder getrockneten Kraut zur Abkochung (kalt ansetzen, zum Sieden erhitzen, 1 Minute kochen, dann 1 Minute ziehen lassen und abseihen), 2-3 x täglich 1 Tasse schluckweise, bei Magen- und Lungenblutungen die Menge von 4 Tassen esslöffelweise über den Tag verteilt *(Willfort)*.

**Die angegebenen Pulvermengen wurden aus dem prozentualen Drogengehalt der von Madaus genannten Frischpflanzenverreibungen „Teep" abgeleitet.

Ernte und Aufbereitung

Die unfruchtbaren frischen Triebe (ohne Sporenähren) werden im Frühsommer geschnitten und gebündelt an einem luftigen Ort zum Trocknen aufgehängt.

Mehr Informationen über Schachtelhalm findet der Leser in dem Buch: PhytoMagister - Zu den Wurzeln der Kräuterheilkunst - Band 1 - ISBN 978-3-8370-1198-2.

Teufelskralle

(Harpagophytum procumbens - Pedaliengewächse - Pedaliaceae

)

Die Teufelskrallenwurzel wird hauptsächlich und mit Erfolg eingesetzt gegen entzündliche und degenerative Gelenkerkrankungen (Arthritis, Arthrose, Spondylose) sowie gegen Magen-Darmstörungen (Verdauungsschwäche, Appetitlosigkeit, Gallensekretionsstörungen). Vereinzelt wird im Rahmen von Praxiserfahrungen von guten Heilerfolgen innerhalb kurzer Zeit mit dem Aufguss (s. Zubereitung und Anwendung) bei Ovarialzysten berichtet.

Nach *Prof. Dr. Göbel*, Kiel, gehen 10% aller Arbeitsunfähigkeitstage, 3% aller Hospital-Aufenthalte und 18% aller Frühverrentungen auf das Konto von Rückenschmerzen, die größtenteils unspezifischer Natur, d.h. nicht auf strukturelle Läsionen an Bandscheiben, Muskeln, Gelenken oder Nerven zurückzuführen sind. Ein sehr effektives Behandlungsprinzip, das auch bei längerfristiger Anwendung ohne die oft gravierenden Nebenwirkungen der nichtsteroidalen Antirheumatika auskomme, sei der standardisierte Teufelskrallen-Trockenextrakt, der aus der Sekundärwurzel von Harpagophytum procumbens gewonnen werde und für den in präklinischen Studien antiphlogistische, antiarthritische und analgetische Wirkmechanismen nachgewiesen werden konnten.

Auch im Rahmen kontrollierter klinischer Studien wurde die Wirksamkeit bei degenerativen Erkrankungen des Bewegungsapparates belegt. Demgemäß konnte bei Patienten mit chronischer Polyarthritis in 60% der Fälle Schmerzfreiheit und die Wiederherstellung der Gelenkfunktion, bei Patienten mit Gelenk- bzw. Muskelschmerzen in 80% der Fälle eine Schmerzminderung bzw. Besserung erzielt werden (*NHP* 5/2000).

In **Südafrika** verwendet man den Aufguss der getrockneten Wurzel innerlich bei Fieber, Blutkrankheiten, Verdauungsstörungen und Appetitlosigkeit, äußerlich die frische Wurzel in Salben bei Hautverletzungen und Hauterkrankungen, die getrocknete Wurzel zur Stillung von Schmerzen und bei Schwangerschaftsbeschwerden; in **Europa** die getrocknete Wurzel innerlich bei Stoffwechselerkrankungen, Arthritis, Allergien, Gallenleiden, Leberleiden, Nierenleiden, Blasenleiden und allgemeinen Alterserscheinungen (vgl. *Hager*).

Zubereitung und Anwendung

Alle innerlichen Heilanzeigen: Es werden 3 x täglich 100 ml eines Aufgusses aus 1 Teelöffel (4,5 g) der Wurzel und 300 ml kochendem Wasser (8 Stunden ziehen lassen) eingenommen.

Teufelskrallen-Tinktur

20 g der getrockneten Wurzel für 30 Tage in 100 g (110 ml) 60%igem Weingeist ansetzen (1:5 in EtOH 60%). Tagesdosis: 24 ml, entsprechend 4,4 g Droge *(Kaufhold)*.

Wirkungen

Antiphlogistische / antiexsudative bzw. ödemhemmende Wirkung:

Im Carrageenan-Rattenpfotenödemtest zeigte ein Trockenextrakt (DEV = 1,5:1; Extraktionsmittel: Wasser) bei sehr hohen Dosen (100, 200 und 400 mg Droge/kg KG i.p.) eine Ödemhemmung von 38, 65 bzw. 72%. In einem weiteren Rattenpfotenödemtest (0,5 mg Adriamycin) bewirkte Harpagophytum-Pulver (37, 370, 3700 mg/kg KG/Tag p.o.) bereits 1 Stunde nach Gabe eine Ödemhemmung von 48, 24 bzw. 24% gegenüber dem Ausgangswert. Indes hatten diese Dosen keinen Einfluss mehr auf das Ödemvolumen nach 5 Tagen. In einer ambulanten multizentrischen, placebokontrollierten Doppelblindstudie erhielten 89 Patienten über 2 Monate Harpagophytum-Pulver in einer Dosis von 2 g/Tag. Die Zielkriterien Schmerzempfindlichkeit (score 0-10) und Abstand Fingerspitze-Boden wurde vor sowie 30 und 60 Tage nach Behandlungsbeginn gemessen. Beide Größen verringerten sich signifikant (vgl. *Hager*).

Eine placebokontrollierte Doppelblindstudie an 63 Patienten mit leichten bis mittelstarken Muskelschmerzen oder Verspannungen des Rückens, der Schulter oder des Nackens ergab, dass die mehrheitlich seit mindestens 6 Monaten unter den Beschwerden leidenden Probanden während der vierwöchigen Therapie mit 2 x täglich 480 mg Teufelskrallenextrakt (LI 174) eine im Vergleich zur Placebo-Gruppe signifikante Besserung der Symptome erlebten:

Die klinische Schmerzintensität von Schulter-, Nacken- und Rückenschmerzen wurde (um 46%) reduziert, ferner die experimentelle Schmerzempfindlichkeit, die schmerzhafte Verspannung der Rückenmuskulatur, der Muskelischämie-Schmerz und die Ausprägung neurophysiologischer Schmerzreflexe. Bei der globalen Bewertung der Therapie (CGI) nach zwei Behandlungswochen gaben 58% der Patienten eine Besserung der Beschwerden an. Nach 4 Wochen hatten sich die Symptome bei allen Patienten der Verum-Gruppe verringert, wobei es 42% der Probanden viel besser und 16% der Probanden sehr viel besser ging (*NHP* 05/2000).

Multizentrische Anwendungsbeobachtungen zeigten bei 675 Arthrose- und Spondylose-Patienten, die 8 Wochen lang 2 x täglich 480 mg Trockenextrakt erhielten, eine Abnahme der typischen Beschwerden wie Bewegungs- und Ruheschmerzen, Morgensteifigkeit und

Entzündungssymptomatik um 50%, wobei 60,3% der Patienten ihr synthetisches Rheumamittel absetzten und 56% der Probanden auf Glucokorticoide verzichten konnten. Von den Prüfärzten wurde die Wirksamkeit der Therapie bei 82,9% der Probanden mit „sehr gut" oder „gut" beurteilt. Die Verträglichkeit wurde von 67,4% der Ärzte als „sehr gut" und von 30,7% der Ärzte als „gut" bezeichnet (*Meyer*, NHP 7/2003).

Gegenanzeigen - Anwendungsbeschränkungen

Zubereitungen aus Teufelskralle sind kontraindiziert bei Magen- und Zwölffingerdarmgeschwüren (vgl. *Hager*), wegen nicht ausreichender Untersuchungen während der Schwangerschaft und Stillzeit sowie bei Kindern unter 12 Jahren; bei Gallensteinleiden muss der Arzt von Fall zu Fall entscheiden (*Meyer*, NHP 7/2003).

Zur Beachtung

Um bei empfindlichen Patienten Magenreizungen zu vermeiden, sind Zubereitungen aus Teufelskrallenwurzel stets zu den Mahlzeiten einzunehmen, wobei die analgetischen und antiphlogistischen Effekte erst ca. 14 Tage nach Einnahmebeginn einsetzen (*Meyer*, NHP 7/2003).

Dosierungsempfehlungen

1 gehäufter Teelöffel der getrockneten Wurzel auf 0,25 Liter siedendes Wasser zum Aufguss (5 Stunden), 2-3 x täglich 1 Tasse *(Pahlow)*.
4-8 ml der Tinktur (1:5 In EtOH 60%) aus der getrockneten Wurzel 3 x täglich, entsprechend einer Tagesdosis von 2,2-4,4 g Droge *(Kaufhold)*.
0,5-1 ml der Tinktur (1:5 in EtOH 25%) 3 x täglich;
100-250 mg der getrockneten (pulverisierten; *d.V.*) Wurzel 3 x täglich (*Chrubasic & Black & Thanner & Kunzel & Conradt & Pollak*; Phytomedicine 9/2003).
4,5 g der getrockneten Wurzel als Tagesdosis bei degenerativen Erkrankungen des Bewegungsapparates, Zubereitungen entsprechend;
1 Teelöffel (4,5 g) der getrockneten Wurzel auf 0,3 Liter kochendes Wasser zum Aufguss (8 Stunden), 3 x täglich 100 ml (vgl. *Hager*).

Ernte und Aufbereitung

Die Droge ist u.a. erhältlich in Apotheken oder Drogerien.

Weide

(Salix spp. - Weidengewächse - Salicaceae)

Weidenrinde wird aufgrund ihrer entzündungshemmenden, schmerzlindernden Wirkung hauptsächlich angewendet gegen **Gelenkrheumatismus (rheumatoide Arthritis)**, Muskelrheumatismus, Gicht, Neuralgien, insbesondere Trigeminusneuralgie, wie ebenfalls bei Lumbago und überlastungsbedingten Rückenschmerzen.

Ferner ist sie ein gutes Fiebermittel und wird mit Erfolg eingesetzt bei fieberhaften Erkältungskrankheiten (Grippe bzw. grippale Infekte), hier jedoch vorzugsweise in Kombination mit schweißtreibenden Drogen wie Holunderblüten, Lindenblüten und Eukalyptusblätter. Zur Behandlung der Zustände nach Infektionen ist sie (hier in Form der Tinktur) ebenfalls bestens geeignet.

Gleichermaßen bewährt hat sie sich bei Kopfschmerzen, Magen- und Darmbeschwerden, akuten und chronischen Verdauungsstörungen, bei Schmerzen infolge von Entzündungen, Gehörstörungen und leichten Diabetesformen. Außerdem werden noch Skrofulose, Wurmleiden, Keuchhusten und Hirnhautentzündung genannt.

Als Adstringens wird sie zuweilen bei Blutungen, auch Bluthusten und Durchfall gegeben. Äußerlich angewendet wird sie gegen Schweißfüße (Teeaufguss als Fußbad), entzündete Nervenknoten (in Salbenform), Ulcus cruris, brandige Geschwüre (Gangrän), Wunden und verschiedene Hauterkrankungen.

Weidenblätter werden gemäß der alten Literatur innerlich gebraucht gegen Bluthusten, Nasenbluten, blutende Wunden und Darmkrämpfe bzw. krampfartige Bauchschmerzen, äußerlich bei Kopfschuppen, Gehörgangsentzündung und Ohrenschmerzen, Nasenbluten, Gichtschmerzen, Stich-, Biss- und Schnittwunden, in Form des aus den frischen Zweigspitzen destillierten Wassers innerlich bei Nierensteinen und Nierenkoliken, äußerlich bei Konjunktivitis, Hauterkrankungen und Fisteln.

Laut *Gerhard Madaus* wird Salicis cortex oft als **Fiebermittel** genannt. So schrieb ihm *Ryszkiewicz*: „Gutes Antirheumatikum und Fiebermittel, hat bei mir vollständig Salizyl verdrängt." Da ihm zufolge der Gehalt an Salizyl zu gering ist, um bei der Verabreichung der Rinde in therapeutischen Dosen der allein maßgebliche Faktor zu sein, müssen in der Rinde noch andere fiebersenkende Wirkstoffe vorhanden sein. Dasselbe gilt für die Wirkung bei **Gelenkrheumatismus** und **Gicht**.

Außerdem bewährt sich Weidenrinde bei akuter und chronischer Dyspepsie (Verdauungs-störungen), Magen- und Darmverschleimung, **Kopfschmerzen**, Gehörstörungen, leichten Diabetesformen und Neuralgien, insbesondere Trigeminusneuralgie. Ferner werden noch Skrofulose, Wurmleiden, Hirnhautentzündung und Keuchhusten genannt *(Madaus)*.

Zubereitung und Anwendung

Rinde & Blätter

Ohrenschmerzen, Gehörgangsentzündung, Ohrenentzündung: Es wird der mit Rosenöl vermischte und in einer Granatapfelschale angewärmte Presssaft aus Blättern und Rinde ins Ohr eingeträufelt. Der Autor machte auch mit der Rinden-Tinktur gute Erfahrungen: 2-3 Tropfen der Tinktur (1:5 in EtOH 38-45%) ins Ohr geben, nach 30-60 Minuten 2-3 Tropfen Mandel- oder Vaselineöl nachträufeln (s. auch Band 2, S. 510).

Gichtschmerzen: Es werden feuchtwarme Umschläge mit dem Absud aus Blättern und Rinde gemacht.

Hühneraugen, Warzen: Es wird die mit Essig zu einer Paste verrührte Rindenasche auf-getragen.

Kopfschuppen: Die Kopfhaut wird mit einem Absud aus Blättern und Rinde gewaschen.

Nasenbluten: Es wird das Pulver aus den Blättern oder der Rinde in die Nase geschnupft. **Bluthusten, Fieber:** Es werden mehrmals täglich 1-3 g des Rindenpulvers verabreicht.

Hartnäckige Hauterkrankungen: Es werden warme Breiumschläge der gekochten Rinde aufgelegt.

Rheumatische Beschwerden, Gicht: Es werden 3 x täglich 2-5 g der pulverisierten Rinde zu den Mahlzeiten gegeben, oder es wird 3-5 x täglich 1 Tasse eines Aufgusses aus 1 Tee-löffel der Rinde und 0,25 Liter Wasser getrunken (kalt ansetzen, bis zum Sieden erhitzen, vom Herd nehmen und nach 5 Minuten abseihen).

Darmkrämpfe, Bluthusten: Es werden 2-3 x täglich ca. 150 ml eines Absuds aus 4 g der Rinde und Blätter und 0,25 Liter Wein getrunken *(Lonicerus)*.

Zustände nach Infektionen: Es werden 3 x täglich 10-20 Tropfen der Tinktur (1:10 in EtOH 60%) aus der getrockneten Rinde verabreicht.

Muskelschmerzen, Muskelentzündung im Bereich der Schulter: Es werden 3 x täglich 10-20 Tropfen der Tinktur aus der Rinde eingenommen. Zusätzlich werden Einreibungen mit einer Mischung aus 30 Teilen Weidenrindentinktur, 5 Teilen Arnikatinktur, 30 Teilen Zinnkrauttinktur und 35 Teilen Aloetinktur gemacht.

Alle übrigen innerlichen Heilanzeigen: Es wird 2 x täglich 1 Tasse eines Aufgusses aus einem gehäuften Teelöffel der Rinde und 0,25 Liter Wasser (kalt ansetzen, langsam zum Sieden erhitzen, vom Herd nehmen und nach 5 Minuten abseihen) getrunken.

Blätter

Darmkrämpfe bzw. krampfartige Bauchschmerzen: Etwa 2-3 g der Blätter werden gestoßen, mit einigen Pfefferkörnern vermischt und mit Wein eingenommen *(Dioskorides)*.

Nierensteine, Nierenkoliken: Es werden morgens und abends je 60 ml des im Mai aus dem Laub der frischen Zweigspitzen (von Salix alba) gebrannten Wassers getrunken *(Lonicerus)*.

Nasenbluten, blutende Wunden: Es werden 2-3 g der pulverisierten Blätter in verdünntem Essig verabreicht.

Konjunktivitis, Hauterkrankungen: Es werden Waschungen und Umschläge mit dem im Mai aus dem Laub der frischen Zweigspitzen (von Salix alba) gebrannten Wasser gemacht *(Lonicerus)*.

Gehörgangsentzündung, Ohrenschmerzen: Es wird ein mit (essigsaurem) Honig gesüßter Absud aus 2 Teelöffeln einer Mischung gleicher Teile Odermennigkraut und Weidenblätter sowie 0,25 Liter Wasser lauwarm in die Ohren geträufelt *(Tabernaemontanus)*.

Schnittwunden, Bisswunden, Stichwunden: Bei Bedarf wird ein Brei aus den zerstoßenen frischen Weidenblättern aufgetragen *(Künzle)*.

Alle übrigen innerlichen Heilanzeigen: Es wird 2-3 x täglich 1 Tasse eines Aufgusses aus 1-2 Teelöffeln der Blätter und 0,25 Liter Wasser (kalt ansetzen, langsam zum Sieden erhitzen, vom Herd nehmen und nach 5 Minuten abseihen) getrunken.

Sportverletzungen, Lumbago, Gelenkschmerzen, Rückenschmerzen (Kaufhold)

Beinwellwurzel-Tinktur	(1:05, EtOH 70%)	10,0	
Johanniskraut-Tinktur	(1:10, EtOH 70%)	10,0	
Arnikablüten-Tinktur	(1:10, EtOH 70%)	10,0	
Weidenrinden-Tinktur	(1:05, EtOH 60%)	10,0	
Myrrhenöl ätherisch		0,5	(3-4 Tropfen)
Weihrauchöl ätherisch	(Olibanumöl)	0,5	(3-4 Tropfen)
Glyzerin, wasserfrei *(DAB 9)*		20,0	
Weingeist (70% V/V)		40,0	

(M.D.S.: Die schmerzenden Körperpartien mehrmals täglich mit einem nassen Tuch befeuchten, dann mit dem Liniment einreiben oder feuchte Umschläge damit betropfen und auflegen. Alternativ können alle Tinkturen auch im Verhältnis 1:10 mit EtOH 38-45% hergestellt werden.)

Rückenschmerzen, Gelenkschmerzen infolge von Rheuma, Gicht (Kaufhold)

Arnikablüten-Tinktur	(1:10, EtOH 70%)	45,0	(40,0)
Rosmarinblätter-Tinktur	(1:05, EtOH 70%)	25,0	
Schachtelhalmkraut-Fluidextrakt	(1:01, EtOH 20%)*	15,0	(20,0 - oder Zinnkraut-Tinktur)
Weidenrinden-Tinktur	(1:05, EtOH 60%)	10,0	
Beinwellwurzel-Tinktur	(1:05, EtOH 70%)	5,0	
Propylenglycol		70,0	
Weingeist (70% V/V)		130,0	

(Mixtur: Die Bestandteile mischen, nach 2 Stunden filtern und in eine Flasche aus braunem Glas füllen, mehrmals täglich die schmerzenden Körperpartien einreiben. Oder die Mixtur auf ein feuchtes Tuch tropfen und zu Umschlägen verwenden. Dieses Mittel wirkt schmerzlindernd, entzündungshemmend und regenerierend und ist bei allen Schmerzen des Bewegungs- und Stützapparates bestens angezeigt. Diese Rezeptur bzw. die Kombination von Zubereitungen bzw. Drogen aus Arnika, Rosmarin, Zinnkraut, Weide bzw. Salix und Beinwell ist urheberrechtlich geschützt. Kommerzielle Verwendung nur mit Genehmigung! Verschreibung durch Naturheil- und Arztpraxen ist gestattet. Alle Bestandteile sind in der Apotheke erhältlich. *Anstelle des Zinnkraut-Fluidextraktes kann notfalls auch Zinnkrauttinktur (1:5 in EtOH 70%) verwendet werden.)

Rückenschmerzen, Gelenkschmerzen infolge von Rheuma, Gicht (Kaufhold)

Arnikawurzel	35,0	(oder Arnikablüten)
Geißfußkraut mit Wurzel	25,0	(oder Rautenkraut)
Weidenrinde	20,0	(oder Lilienblütenblätter, Lilii candidi flos rec)
Rosmarinblätter	10,0	(oder Millefolii herb)
Beiwellwurzel	10,0	

(Alkoholauszug: Die Drogenmischung in ein dichtschließendes Glas füllen, mit 1 Liter 45-50%igem Weingeist übergießen und für 6 Wochen gut verschlossen an einem warmen, aber dunklen Ort aufbewahren, täglich schütteln, anschließend filtern, mit 200 ml Arzneiglyzerin sowie 60 ml Zinnkraut-Fluidextrakt mischen und in Flaschen aus dunklem Glas füllen. Die schmerzenden Körperpartien mehrmals täglich einreiben. Oder die Mixtur auf ein feuchtes Tuch tropfen und zu Umschlägen verwenden. Dieses Mittel wirkt regenerierend, schmerzlindernd und entzündungshemmend und ist bei allen Schmerzen des Bewegungs- und Stützapparates bestens angezeigt. Diese Rezeptur bzw. die Kombination aller aufgeführten Drogen bzw. deren Stammpflanzen ist urheberrechtlich geschützt. Kommerzielle Verwertung nur mit Genehmigung! Verschreibung durch Naturheil- und Arztpraxen ist gestattet.)

Muskelschmerzen, Muskelentzündungen, Bursitis (Kaufhold)

Aloe-Tinktur	(1:05, EtOH 90%; *DAB 6*)	30,0
Weidenrinden-Tinktur	(1:05, EtOH 60%)	30,0
Schachtelhalmkraut-Tinktur	(1:05, EtOH 70%)	30,0
Arnikablüten-Tinktur	1:10, EtOH 70%)	10,0
Glyzerin, wasserfrei *(DAB 9)*		20,0
Weingeist (70% V/V)		150,0

(M.D.S.: Die schmerzenden Körperpartien mehrmals täglich mit einem nassen Tuch befeuchten, dann mit dem Liniment einreiben oder feuchte Umschläge damit betropfen und auflegen. Diese Arznei wirkt stark kühlend und lindernd. Man kann die Wirkung noch verstärken, indem man die Menge, die man vor dem Einreiben in die hohle Hand tropft, mit 1-2 Tropfen Minzöl versetzt. In manchen Fällen ist als Wechselmittel auch die sanfte Massage mit einer Mischung folgender Ölauszüge hilfreich: 2 Teile Johanniskraut-Ölauszug, 3 Teile Arnikablüten-Ölauszug und 5 Teile Ringelblumenblüten-Ölauszug.

Muskelschmerzen, rheumatische Schmerzen (Kaufhold)

Weidenrinden-Tinktur	(1:05, EtOH 60%)	25,0
Schachtelhalmkraut-Tinktur	(1:05, EtOH 70%)	15,0
Aloe-Tinktur	(1:05, EtOH 90%; *DAB 6*)	15,0
Calendulablüten-Tinktur	(1:10, EtOH 70%)	10,0
Angelikawurzel-Tinktur	(1:05, EtOH 70%)	10,0
Beinwellwurzel-Tinktur	(1:05, EtOH 70%)	10,0
Arnikablüten-Tinkur	(1:10, EtOH 70%)	10,0
Johanniskraut-Tinktur	(1:10, EtOH 70%)	5,0
Glyzerin, wasserfrei *(DAB 9)*		20,0
Weingeist (70% V/V)		150,0

(Mixtur: Die Rezepturbestandteile mischen und die schmerzenden Körperpartien mehrmals täglich mit einem nassen Tuch befeuchten, dann mit der Mixtur einreiben oder feuchte Umschläge damit betropfen und auflegen.)

Gelenkrheumatismus, Gicht (Kaufhold)

Teufelskrallenwurzel gepulvert	22,0	(Harpagophyti rad pulv)
Weidenrinde gepulvert	18,0	
Weihrauchharz gepulvert	15,0	(Olibanum pulv)
Brennnesselblätter gepulvert	15,0	
Javanische Gelbwurzel gepulvert	10,0	(Curcumae xanthorrhizae rhiz pulv)
Beinwellwurzel gepulvert	5,0	(laut BfArM nicht für die innere Anwendung geeignet)
Süßholzwurzel gepulvert	5,0	
Korianderfrüchte gepulvert	5,0	
Löwenzahnwurzel mit Kraut	5,0	

(Pulver: Die Rezeptur-Bestandteile mit einer elektrischen Kaffeemühle zu feinem Pulver mahlen; gut vermischen; das fertige Arzneipulver in Gelatinekapseln (Kapselgröße Null, Inhalt: 0,68 ml, Füllmenge: 250 mg) füllen und 3 x täglich 1-2 Kapseln oder 3 x täglich 250-500 mg des ungekapselten Pulvers zu den Mahlzeiten mit Wasser einnehmen, nach 3 Wochen für 4-5 Tage aussetzen, anschließend die Behandlung 2 x mit den entsprechenden Pausen wiederholen. Gegebenenfalls können zusätzlich D-Glucosaminsulfat (1 Stunde vor dem Zubettgehen 250-500 mg) und das Homöopathikum Aurum colloidale gegeben werden. Diese Rezeptur ist nur nach Verordnung durch einen Heilpraktiker oder naturheilkundigen Arzt anzuwenden! Auf ausreichende Flüssigkeitszufuhr und Bewegung achten!)

Rheuma, Gicht, Bandscheibenschäden (Kaufhold)

Löwenzahnwurzel mit Kraut	21,0	
Brennnesselwurzel	15,0	
Brennnesselblätter	27,0	
Heidenkraut mit Blüten 2:1	10,0	(Wechseldroge: Odermennigkraut, Agrimoniae herb)
Zitronenverbenenblätter	10,0	(Verbenae odoratae fol; Ersatz: Eisenkraut)
Weidenrinde grob gepulvert	9,0	
Johanniskraut	8,0	

(Aufguss: 2 Teelöffel auf 0,25 Liter kochendes Wasser, 10 Minuten ziehen lassen, 2-3 x täglich 1 Tasse)

Weidenrinden-Tinktur

20 g der getrockneten Rinde für 4 Wochen in 100 g 60%igem (3 x täglich 10-20 Tropfen bei Rheuma und nach Infektionen; *Nejedli*) oder in 100 g 38-45%igem Weingeist (3 x täglich 5-15 ml; *Kaufhold*) ansetzen, filtern und die fertige Tinktur in eine Braunglas-Flasche füllen.

Wirkungen

Für die **entzündungshemmende**, **fiebersenkende**, **antirheumatische, antiseptische und schmerzlindernde Wirkung** der Weidenrinde sind vor allem Salicin und die nach Abspaltung des Acylrestes in Salicin übergehenden Salicylglykoside verantwortlich, die eine Vorstufe der Salicylsäure darstellen und auch wie diese wirken. Salicin wird durch die Darmflora in Saligenin (Salicylalkohol) und Glucose gespalten. Saligenin wird resorbiert und in der Leber in Salicylsäure umgewandelt. Die Ausscheidung im Harn erfolgt überwiegend als Salicylglucuronid, Salicylursäure, Salicylsäure, Gentisinsäure und unverändertes Saligenin. Die Resorptionsrate von Salicin bzw. Saligenin beträgt über 86%, was zu einem über mehrere Stunden konstanten Salicylatspiegel im Plasma führt. Aufgrund der genannten Wirkungen ergeben sich folgende Heilanzeigen: Leichte fieberhafte Erkältungs- und Infektionskrankheiten, akute und chronische rheumatische Beschwerden, leichte Kopfschmerzen und entzündungsbedingte Schmerzen. Hinweis: Die Kombination mit schweißtreibenden Drogen kann sinnvoll sein (vgl. *Wichtl*). Das durch Säure- und Enzymeinwirkung aus Salicin entstehende Saligenin (Salicylalkohol) besitzt lokalanästhesierende Eigenschaften (vgl. *Madaus*).

Gegenanzeigen

Zubereitungen aus Salicis cortex dürfen nicht während der Schwangerschaft *(Pahlow)* und bei Überempfindlichkeit gegenüber Salicylaten angewendet werden

Dosierungsempfehlungen

1-2 Teelöffel der getrockneten **Rinde** auf 1-2 Tassen (150-300 ml) Wasser zum Kaltauszug, tagsüber trinken;
1 gehäufter Teelöffel der getrockneten **Rinde** auf 0,25 Liter Wasser, kalt ansetzen, langsam zum Sieden erhitzen, 2 x täglich 1 Tasse;
1 Teelöffel der getrockneten **Rinde** (ca. 2 g) auf 1 Glas kochendes Wasser (ca. 0,2 Liter) zum Aufguss (20 Minuten), mehrmals täglich 1 Tasse;
1 Teelöffel der getrockneten **Rinde** auf 1 Tasse (ca. 150 ml) kochendes Wasser zum Aufguss (10 Minuten), 3 x täglich 1 Tasse zwischen den Mahlzeiten;
1-2 g des Pulvers aus der **Rinde** mehrmals täglich als Fiebermittel;
1-3 g des Pulvers aus der **Rinde** 3 x täglich;
8-10 g des Pulvers aus der **Rinde** bei jeder Mahlzeit mit Flüssigkeit bei Fieber und rheumatischen Beschwerden;
60-120 mg Gesamtsalicin als maximale Tagesdosis (diese Dosis lässt sich nur mit einer salicinreichen Droge erreichen; vgl. *Hager*).
1 gehäufter Teelöffel der getrockneten **Rinde** auf 0,25 Liter Wasser, kalt ansetzen, langsam bis zum Sieden erhitzen, vom Herd nehmen, nach 5 Minuten abseihen, 2 x täglich 1 Tasse *(Pahlow)*.
10-20 Tropfen der Tinktur (1:5 in EtOH 60% - 20 g auf 110 ml) aus der getrockneten **Rinde** 3 x täglich *(Nejedli)*.
1-2 Teelöffel der getrockneten **Blätter** auf 0,25 Liter siedendes Wasser zum Aufguss (10 Minuten), oder kalt ansetzen, langsam zum Sieden erhitzen, vom Herd nehmen und nach 5 Minuten abseihen, 2-3 x täglich 1 Tasse;
30 Tropfen der Tinktur (1:10 in EtOH 38-45%) aus den getrockneten **Blättern** 3 x täglich;
5-15 ml der Tinktur (1:5 in EtOH 38-45%) aus der getrockneten **Rinde** 3 x täglich gegen rheumatische Beschwerden und Fieber, entsprechend einer Tagesdosis von ca. 3-9 g Droge *(Kaufhold)*.

Ernte und Aufbereitung

Die Rinde wird im Frühjahr von mitteldicken Zweigen geschält, die Blätter werden in der Zeit von Mai bis Juni gepflückt; beide Drogen werden im Schatten getrocknet.

Mehr Informationen über die Weide findet der Leser in dem Buch: PhytoMagister - Zu den Wurzeln der Kräuterheilkunst - Band 1 - ISBN 978-3-8370-1198-2.

Pflanzenbilder

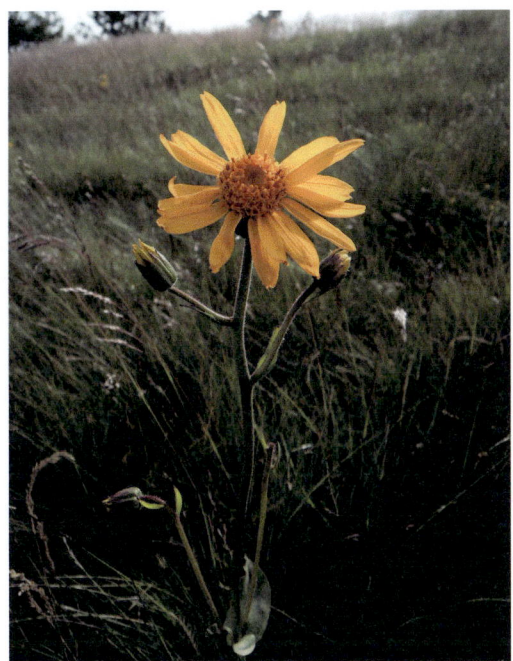

Abb. 1   Arnika

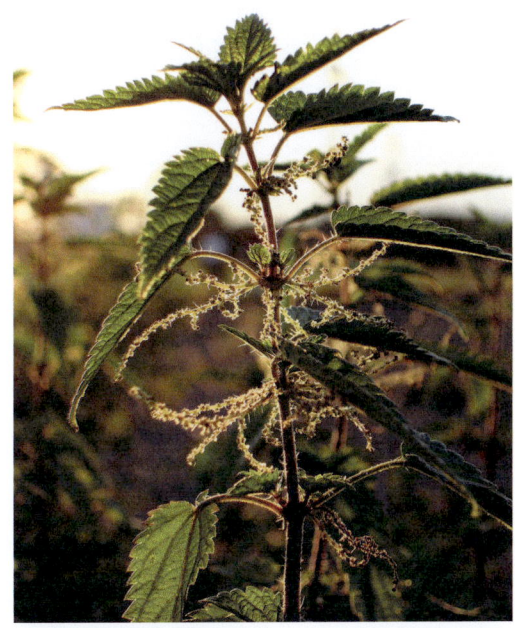

Abb. 2   Brennnessel

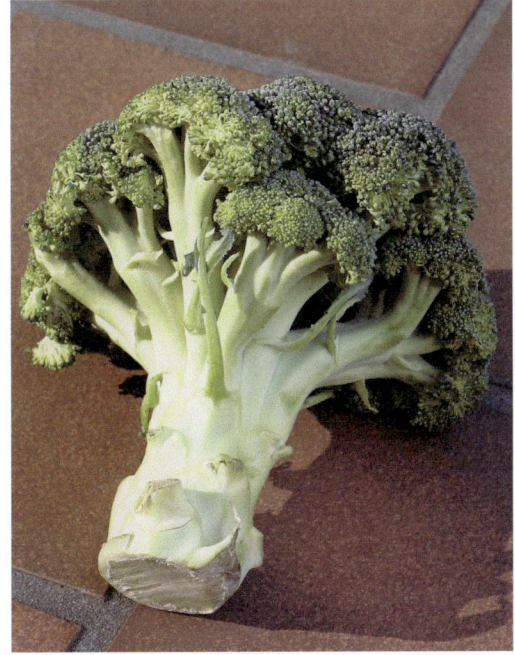

Abb. 3   Brokkoli-Kohl

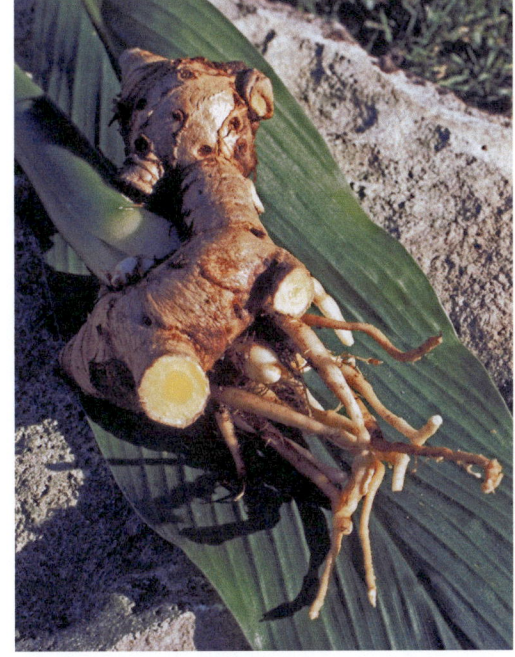

Abb. 4   Gelbwurzel

157

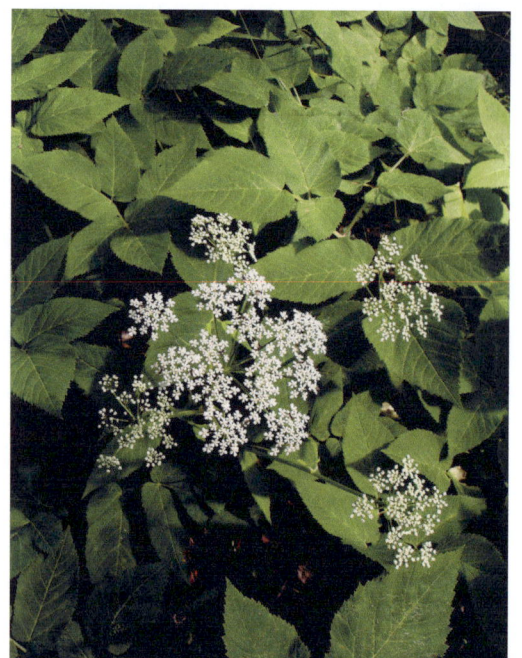

Abb. 5   Giersch (Geißfuß)

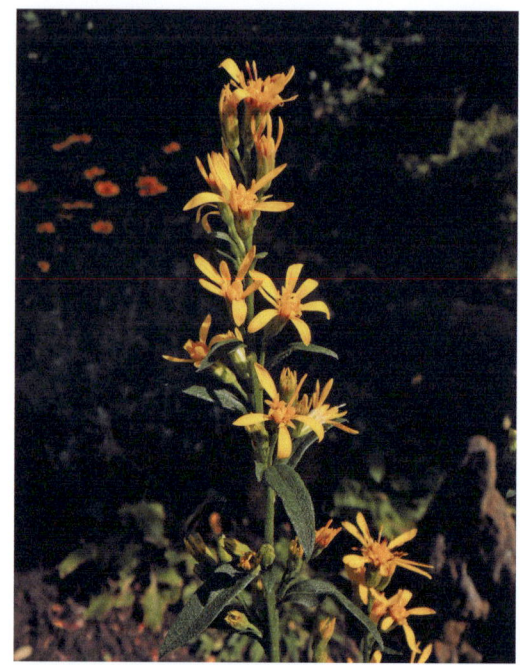

Abb. 6   Goldrute, Echte

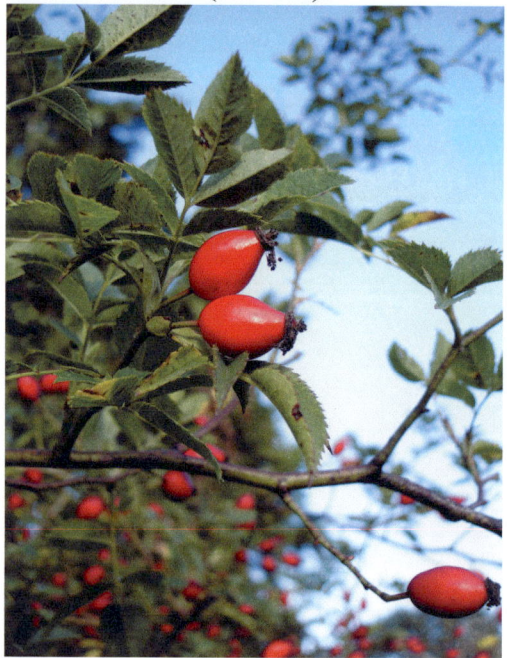

Abb. 7   Hagebutte

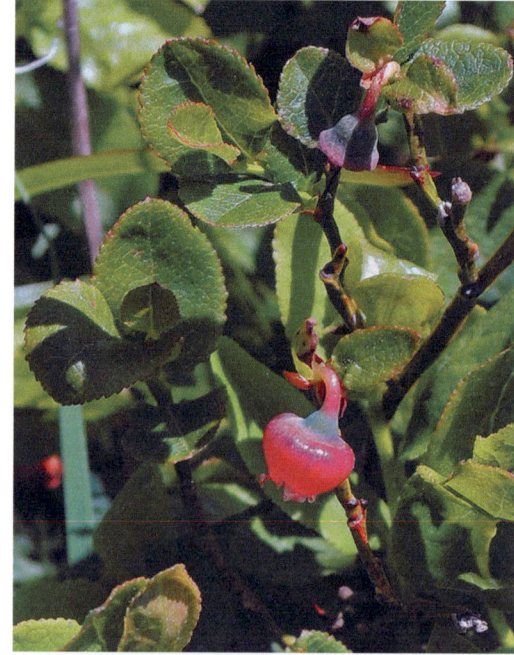

Abb. 8   Heidelbeere

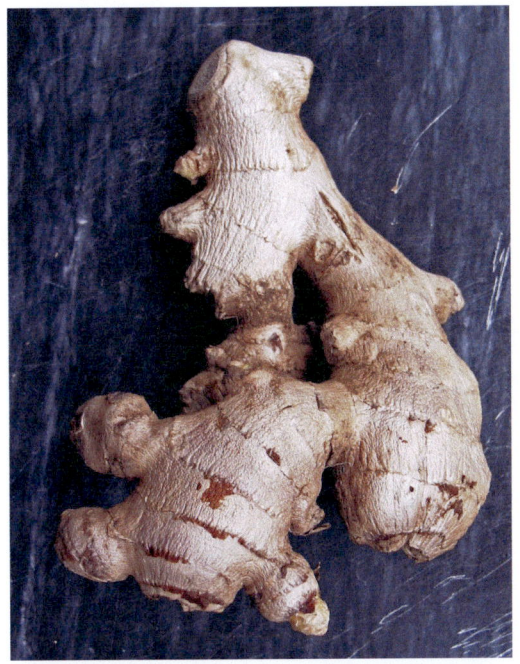

Abb. 9   Ingwer

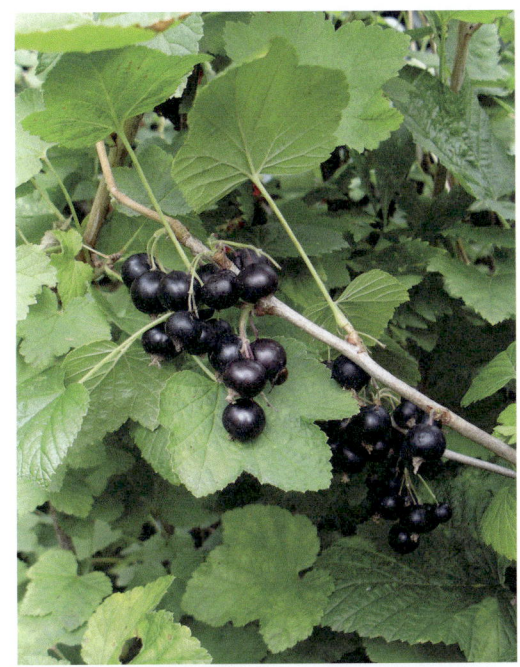

Abb. 10   Johannisbeere, Schwarze

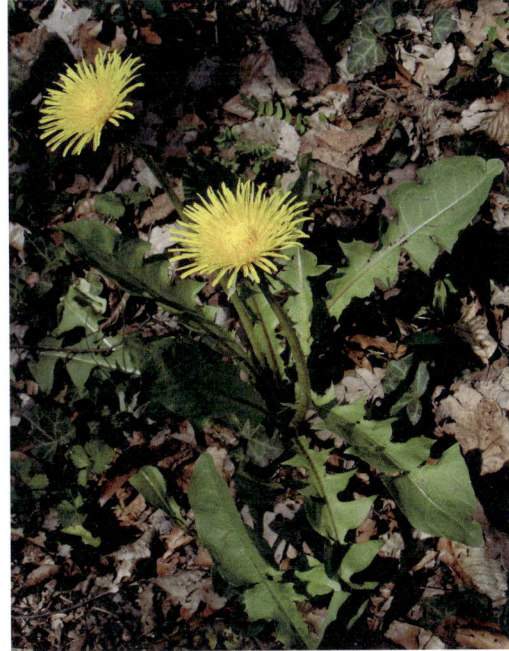

Abb. 11   Löwenzahn

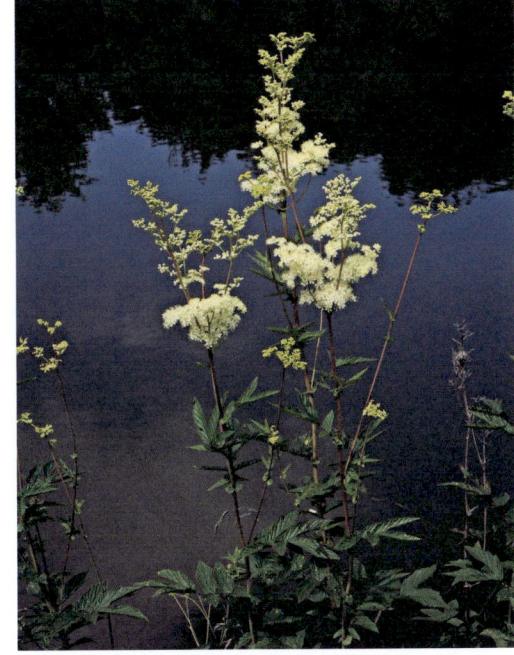

Abb. 12   Mädesüß (Spierstaude)

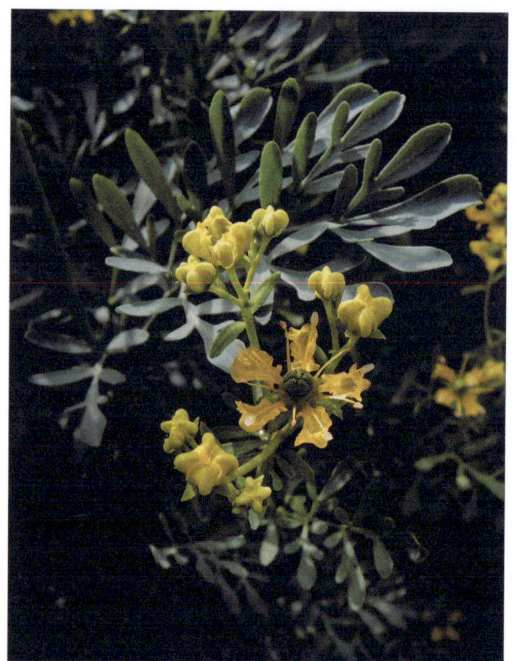

Abb. 13   Raute (Weinraute)

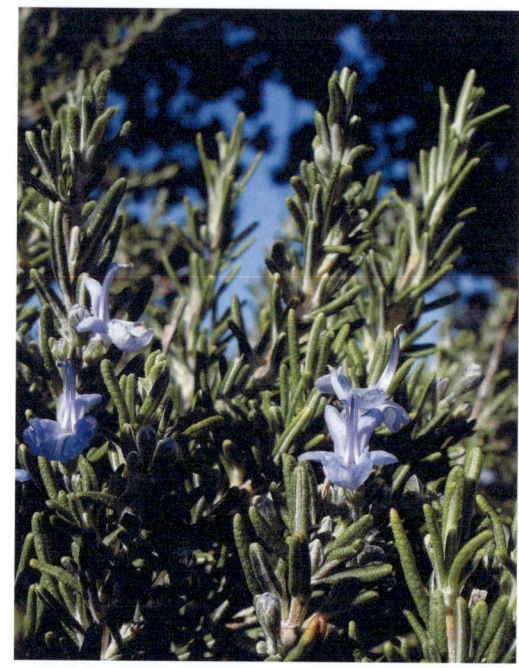

Abb. 14   Rosmarin

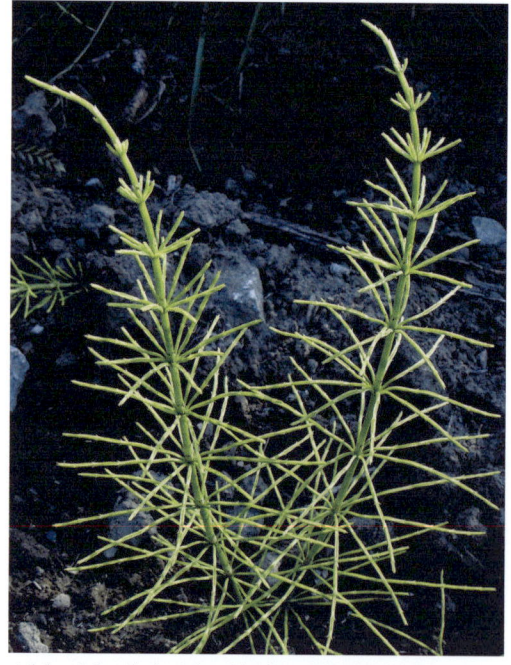

Abb. 15   Schachtelhalm (Zinnkraut)

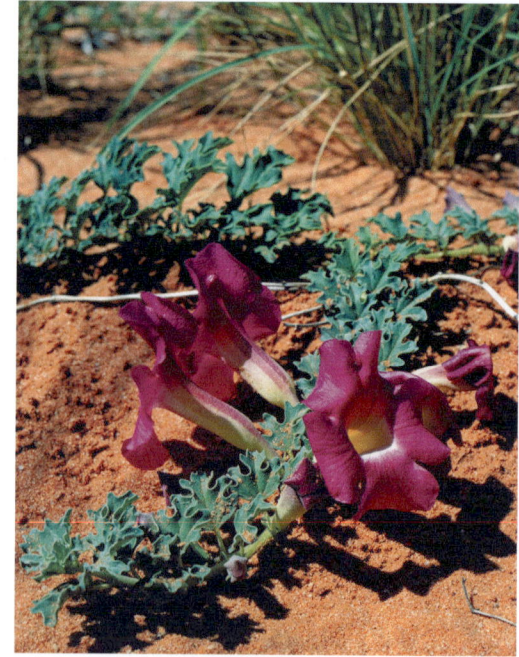

Abb. 16   Teufelskralle

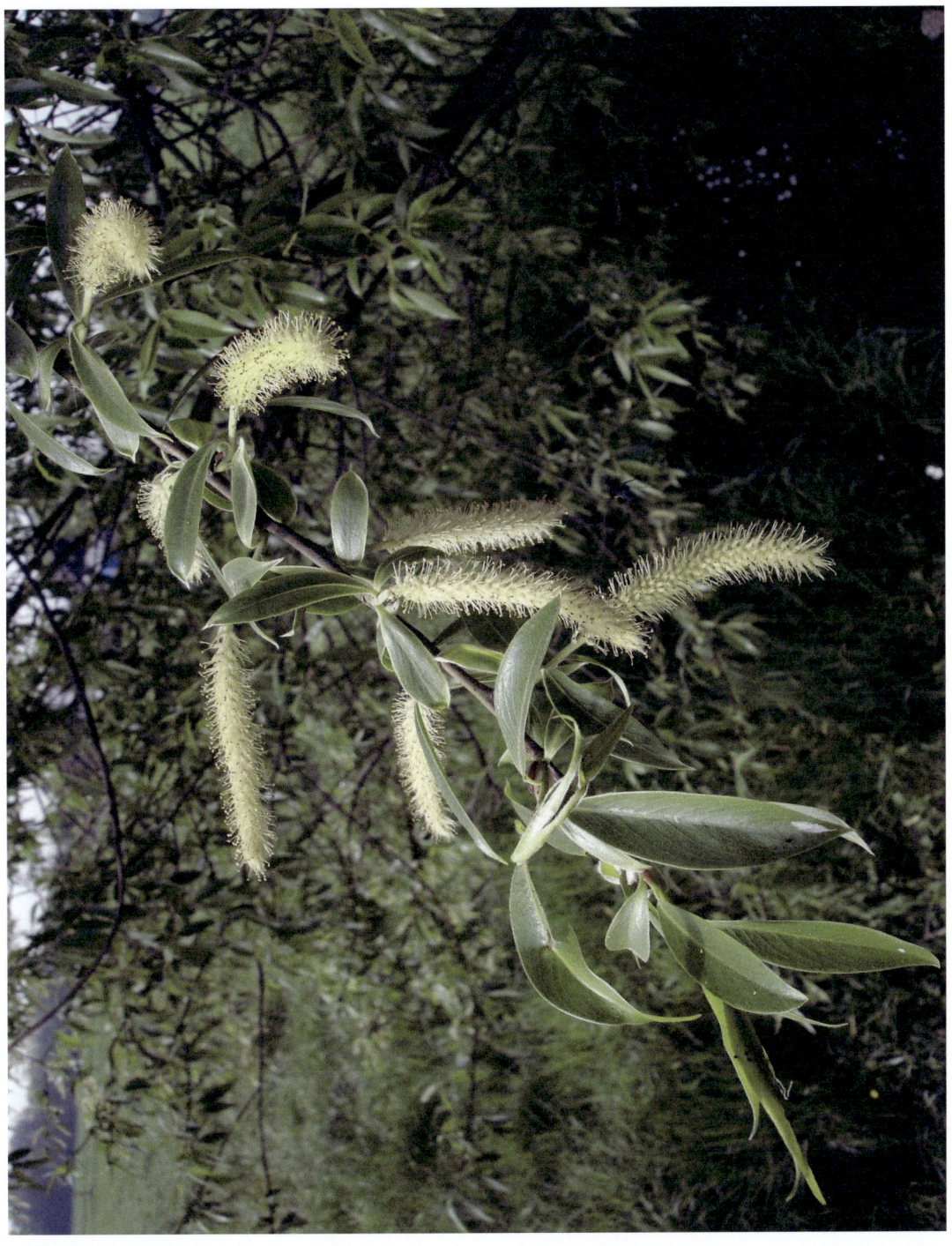

Abb. 17 Weide

Ölauszüge aus frischen und getrockneten Pflanzenteilen (Drogen)

Herstellung aus frischen Drogen (1)

Ein Glas mit Schraubverschluss wird etwa zur Hälfte mit der zerkleinerten frischen Droge gefüllt *(Blätter wie z.B. von Geißfuß und Gundelrebe werden vorher zwischen den Hand-flächen etwas mürbe gerollt bzw. gequetscht, frische Zitronenschalen in schmale Streifen, frische Wurzeln in hauchdünne Scheiben geschnitten).* Danach gibt man vorsichtig, in meh-reren Schritten *(zwischendurch immer wieder schütteln und den Feuchtegrad kontrollieren)* tropfenweise 96%igen Alkohol (Weingeist) hinzu, nur so viel, wie die Droge aufnehmen kann, ohne sich nass anzufühlen. Als nächstes wird das Glas für ca. 30 Minuten bei 40-45 °C in den Heißluftherd gestellt - nochmals kräftig schütteln, dann mit einer Mischung aus 30% Mandel- und 70% Olivenöl auffüllen, verschließen und für 2-3 Tage bei 40-45 °C in den Heißluftherd oder für 3-4 Wochen an einen warmen Ort stellen *(täglich mehrmals schütteln).* Anschließend wird das Öl warm durch einen Kaffeefilter in eine braune Flasche gefüllt und kühl gelagert *(Lagerflasche 1-2 Stunden vor Entnahme der Gebrauchsmengen aus dem Kühlschrank nehmen und bei Raumtemperatur stehen lassen, vor dem Abfüllen die Lagerflasche schütteln).*

Hinweis: Es ist darauf zu achten, dass die frischen Pflanzenteile nicht aus dem Öl heraus-ragen, also nicht mit der Luft im Glas in Berührung kommen, da ansonsten *(meist durch Verfärbung der Pflanzenteile gekennzeichnete)* unerwünschte Zersetzungsprozesse einset-zen können, wie beispielsweise beim Auszug von Lilienblütenblättern. Deshalb sollte das Glas nach Möglichkeit bis kurz unter den oberen Glasrand mit Öl aufgefüllt werden.

Herstellung aus frischen Drogen (2)

2-3 Handvoll frischer Blätter und Blüten in einem Mörser *(aus Porzellan oder Stein)* mit 10 Tropfen destilliertem Wasser *(und eventuell noch wenigen Tropfen 96%igem Weingeist)* zu feinstem Brei zerstampfen und zerreiben, in einen Keramik- oder Glastopf geben, mit ca. 200 ml Olivenöl übergießen und unter häufigem Rühren *(mit einem Holzlöffel)* für ca. 30-45 Minuten* bei sehr kleiner Hitze sieden lassen *(gegebenenfalls noch 20-30 Tropfen kalt gepresstes Rizinusöl zumischen),* danach in warmem Zustand durch einen Kaffeefilter in ein hitzebeständiges Glasgefäß gießen und auf Raumtemperatur abkühlen lassen; falls das Öl trübe wird, das Gefäß unverschlossen für ca. 60-90 Minuten bei ca. 105 °C in den Heißluftherd stellen; bleibt es klar, dann gleich in eine Flasche aus braunem Glas füllen *(bei einigen Pflanzen wie z.B. Salbei können zur Wirkungsverstärkung noch 3-4 Tropfen des ätherischen Öls zugeben werden).* Anschließend eine Flasche *(30 ml)* mit Tropfer für den Gebrauch abfüllen und die große Flasche im Kühlschrank verwahren. Die nach diesem

Verfahren hergestellten Ölauszüge besitzen eine größere Tiefenwirkung, regulieren den Energiefluss im Gewebe und eignen sich zu Einreibungen bei verschiedenen mit Schmerzen, Stauungen und Schwellungen einhergehenden Störungen. Besonders gute Ergebnisse erzielt man mit Drogen aromatischer Pflanzen wie Melisse und Salbei.

*Das Öl so lange sieden lassen, bis es keine Feuchtigkeit in Form von Wasserdampf mehr abgibt; dies ist der Fall, wenn man den Topf für ca. 30 Sekunden mit einem Porzellanteller abdeckt und dieser nicht mehr beschlägt. Alternativ zum Sieden auf der Herdplatte kann der Topf für ca. 2 Stunden bei ca. 105 °C in den Heißluftherd gestellt werden.

Herstellung aus getrockneten Drogen

Ein Glas mit Schraubverschluss wird zu ca. 40-60% mit der Pflanzendroge gefüllt. Danach gibt man vorsichtig, in mehreren Schritten *(zwischendurch immer wieder schütteln und den Feuchtegrad kontrollieren)* tropfenweise destilliertes Wasser hinzu, nur so viel, dass sich die Droge anfühlt wie frischer Tabak oder feuchtes Herbstlaub; es darf sich keinesfalls nass anfühlen. Als nächstes wird das Glas für etwa 30 Minuten bei 40-45 °C in den Heißluftherd gestellt - nochmals schütteln. Die Droge fühlt sich jetzt feuchtwarm an und duftet bereits aromatisch. Nun gibt man *(ebenfalls in mehreren Schritten und unter mehrmaligem Schütteln)* tropfenweise 96%igen Weingeist hinzu, nur so viel, wie die Droge noch aufnehmen kann, ohne sich nass anzufühlen; es sollte sich immer noch anfühlen wie frischer Tabak oder feuchtes Herbstlaub. Erneut für etwa 30 Minuten bei 40-45 °C in den Heißluftherd stellen - noch einmal schütteln, dann mit Olivenöl oder einer Mischung aus 30% Mandelöl und 70% Olivenöl auffüllen, verschließen und für 2-3 Tage bei 40-45 °C in den Heißluftherd *(oder für 3-4 Wochen an einen warmen Ort)* stellen - täglich mehrmals schütteln. Anschließend wird das Öl warm durch einen Kaffeefilter in eine braune Flasche gefüllt und kühl gelagert *(Lagerflasche 1-2 Stunden vor Entnahme der Gebrauchsmengen aus dem Kühlschrank nehmen und bei Raumtemperatur stehen lassen, vor dem Abfüllen in eine kleinere Gebrauchsflasche kräftig schütteln)*. Um aus diesem Ölauszug eine **Salbe** herzustellen, erhitzt man ihn zunächst vorsichtig und rührt dann pro 100 g Öl etwa 10 g (ca. 2 Teelöffel) Bienenwachs ein, taucht kurz eine Messerklinge in die noch heiße Salbe und lässt sie abkühlen, reibt sich ein wenig davon auf den Handrücken und prüft so die Konsistenz. Ist diese zufriedenstellend, gießt man die Salbe in Porzellan-Tiegel und lagert sie an einem kühlen Ort.

Hinweis: Teedrogen, aus denen man hauptsächlich die in Öl oder Alkohol löslichen Stoffe extrahieren will, wie zum Beispiel beim Balsamkraut, befeuchtet man nur mit wenigen Tropfen destilliertem Wasser *(ca. 8-10 Tropfen auf ein zu 40% gefülltes 500-Gramm-Glas)*. Danach schüttelt man den Inhalt gut durch, stellt das Glas verschlossen für etwa 30 Minuten in den Heißluftherd und gibt dann tropfenweise den 96%igen Weingeist dazu.

Herstellung von Tinkturen

Ein Glas mit Schraubverschluss wird zu ca. 70% mit der getrockneten, zerkleinerten Droge *(Kraut, Blüten, Blätter)* gefüllt, dann bis ca. 1 cm unter den Rand mit 38-45%igem Weingeist aufgefüllt *(oder die Droge wird genau im angegebenen Verhältnis angesetzt; wenn es beispielsweise im Text dieses Buches heißt: 1:10 in EtOH 38%, wird die Tinktur mit einem Gewichtsteil Droge (z.B. 50 g) und 10 Gewichtsteilen 38%igem Weingeist (500 g) zubereitet - bei Verwendung frischer Drogen ist unbedingt darauf zu achten, dass keine Pflanzenteile aus dem Alkohol herausragen; hier wird zweckmäßigerweise bis zum Rand aufgefüllt, oder es wird eine Glas-Teekanne mit einem Schiebeeinsatz benutzt, der die Pflanzenteile unter der Alkohol-Oberfläche hält)* und für 4-6 Wochen an einen warmen Ort gestellt, der Inhalt von Zeit zu Zeit gut geschüttelt. Danach wird filtriert und die fertige Tinktur in einer Flasche aus braunem Glas aufbewahrt. Aus frischen Drogen hergestellte Tinkturen werden am besten in einem Gefäß aus dunkelviolettem bzw. blauviolettem Glas angesetzt und gelagert. Darin entwickeln sie einen feinen Duft und eine starke Wirkung. Getrocknete oder frische Wurzeln legt man je nach Art und Wirkung der Droge im Verhältnis 1:3,5 bis 1:10 in 45-60%igem Weingeist ein, meist jedoch im Verhältnis 1:5 = 1 Teil Droge auf 5 Teile Weingeist.

Herstellung von Kräuter-Zucker (Zuckerkonserve)

Gemäß der alten Literatur nimmt man auf 1 Teil frischer Droge *(z.B. Holunderblüten)* die zwei- bis dreifache Menge an Zucker *(100 g Holunderblüten auf 200-300 g Zucker)*. Man vermengt die Droge mit dem Zucker, stößt und zerreibt das Drogen-Zucker-Gemisch im Mörser und bewahrt es in einem verschlossenen Glas auf.

Hinweise zum Lesen der alten Texte

Die Texte der alten Ärzte *(Dioskorides, Lonicerus, Matthiolus, Tabernaemontanus* etc.) wurden sinngemäß wiedergegeben, d.h. soweit es zum besseren Verständnis nötig war, in eine moderne Sprache übertragen. Dort wo sie verständlich waren, wurden sie in den meisten Fällen so belassen wie sie sind oder nur geringfügig abgeändert.

Die in Klammern gefassten Begriffe sind Übersetzungen der alten Krankheitsnamen in ein heute gebräuchliches Deutsch. Dort wo nur **(s.d.)** oder z.B. (s. kalter Magen) steht, ist die Begriffserklärung für den Text entweder zu lang, oder der Begriff ist mehrdeutig. In dem Fall muss in dem zu diesem Werk gehörigen Ergänzungsband (PhytoMagister - Historisch medizinisches Wörterbuch, Books on Demand, ISBN 978-3-8370-1199-9) nachgeschlagen werden.

Literaturverzeichnis

Assunção M. L. et al, Effects of dietary coconut oil on the biochemical and anthropometric profiles of women presenting abdominal obesity; Lipids 2009

Bahareh Abd-Nikfarjam et al, Therapeutic efficacy of Urtica dioica and evening primrose in patients with rheumatoid arthritis: A randomized double-blind, placebo-controlled clinical trial; Journal of Herbal Medicine, March 2022

Bekkers S. et al, Toward regenerative medicine in knee cartilage treatment; Current Opinion in Rheumatology, March 2015

Bellinghausen Iris et al, Wheat amylase-trypsin inhibitors exacerbate intestinal and airway allergic immune responses in humanized mice; Journal of allergy and clinical immunology, Jan 2019

Centeno et al, Increased knee cartilage volume in degenerative joint disease using percutaneously implanted, autologous mesenchymal stem cells; Pain Physician, April 2008

Chathuraka T. Jayasuriya et al, Potential benefits and limitations of utilizing chondroprogenitors in cell-based cartilage therapy; Connective Tissue Research, 2015

Chrubasik-Hausmann et al, A pilot study on the effectiveness of a rose hip shell powder in patients suffering from chronic musculoskeletal pain; Phytotherapy, 2014

Dongrim Seol et al, Chondrogenic progenitor cells respond to cartilage injury; Arthritis and Rheumatism, Nov 2012

Filardo et al, Hyaluronic acid injections for the treatment of osteoarthritis knee: process of innovation and synthesis of evidence; Knee Surgery, Sports Traumatology, Arthroscopy, Feb 2013

Garg M. et al, Efficacy of Coconut Oil as an Antimicrobial Agent in Pediatric Burn Patients; Indian Journal of Burns, Feb 2015

Hanxiang Le et al, Mesenchymal stem cells for cartilage regeneration; Journal of Tissue Engineering, 2020 Jan-Dec

Jianghong Huang et al, Modification of mesenchymal stem cells for cartilage-targeted therapy; Journal of translational medicine, Nov 2022

Junker Yvonne et al, Wheat amylase trypsin inhibitors drive intestinal inflammation via activation of toll-like receptor 4; Journal of Experimental Medicine, Dec 2012

Kaufhold Peter, PhytoMagister - Modernes und traditionelles Wissen der Pflanzenheilkunde, Basisband: die 60 wichtigsten Heilpflanzen; München 2002

Kaufhold, Peter, PhytoMagister - Zu den Wurzeln der Kräuterheilkunst - Modernes und traditionelles Wissen der Pflanzenheilkunde für Praxis und Unterricht, Band 1, 30. Auflage; Norderstedt 2021

Kaufhold Peter, PhytoMagister - Zu den Wurzeln der Kräuterheilkunst - Modernes und traditionelles Wissen der Pflanzenheilkunde für Praxis und Unterricht, Band 2, 20. Auflage; Norderstedt 2021

Kaufhold Peter, PhytoMagister - Zu den Wurzeln der Kräuterheilkunst - Modernes und traditionelles Wissen der Pflanzenheilkunde für Praxis und Unterricht, Band 3, 5. Auflage; Norderstedt 2021

Koelling Sebastian et al, Migratory chondrogenic progenitor cells from repair tissue during the later stages of human osteoarthritis; Cell Stem Cell, April 2009

Krikorian R. et al, Dietary ketosis enhances memory in mild cognitive impairment; Neurobiology of Aging, 2012

Lordan R. et al, Invited review: The anti-inflammatory properties of dairy lipids; Journal of Dairy Science, Jun 2017

Min Sung Park et al, In Situ Recruitment of Human Bone Marrow-Derived Mesenchymal Stem Cells Using Chemokines for Articular Cartilage Regeneration; Cell Transplantation, 2015

Mushenkova Nataliya V. et al, Phenotype Diversity of Macrophages in Osteoarthritis: Implications for Development of Macrophage Modulating Therapies; International journal of molecular sciences, Aug 2022

Samsudin et al, Platelet-Rich Plasma Versus Corticosteroid Injection for Management of Knee Osteoarthritis: A Comparative Meta-Analysis; Journal of Pain Research, 2017

Schuppan Detlef & Gisbert-Schuppan Kristin, Tägliches Brot: Krank durch Weizen, Gluten und ATI; Springer-Verlag Berlin, März 2018

Schuppan Detlef & Zevallos Victor, Wheat amylase trypsin inhibitors as nutritional activators of innate immunity; Digestive diseases, April 2015

Seol D. et al, Chondrogenetic progenitor cells respond to cartilage injury; Arthritis and Rheumatism, Nov 2012

Shilling M. et al, Antimicrobial effects of virgin coconut oil and its medium-chain fatty acids on Clostridium difficile; Journal of Medicinal Food, Oct 2013

Shuo Zhang et al, Articular cartilage regeneration: The role of endogenous mesenchymal stem/progenitor cell recruitment and migration; Seminars in Arthritis and Rheumatism, April 2020

St-Onge M. P. et al, Medium chain triglyceride oil consumption as part of a weight loss diet does not lead to an adverse metabolic profile when compared to olive oil. Journal of the American College of Nutrition, 2008

Vavken et al, Effectiveness of exercise therapy in treatment of patients with patellofemoral pain syndrome: systematic review and meta-analysis; Physical Therapy, Feb 2011

Verallo-Rowell V. M. et al, Novel antibacterial and emollient effects of coconut and virgin olive oils in adult atopic dermatitis; Dermatitis, Nov 2013

Vincent Tonia L. et al, The Extracellular Matrix of Articular Cartilage Controls the Bioavailability of Pericellular Matrix-Bound Growth Factors to Drive Tissue Homeostasis and Repair; International journal of molecular sciences, May 2022

Willich S. N. et al, Rose hip herbal remedy in patients with rheumatoid arthritis - a randomised controlled trial; Phytomedicine, Feb 2010

Winther K. et al, A powder made from seeds and shells of a rose-hip subspecies (Rosa canina) reduces symptoms of knee and hip osteoarthritis: a randomized, double-blind, placebo-controlled clinical trial; Scandinavian journal of rheumatology, Jul-Aug 2005

Xin Huang et al, Sourdough Fermentation Degrades Wheat Alpha-Amylase/Trypsin Inhibitor (ATI) and Reduces Pro-Inflammatory Activity; Foods, Jul 2020

Xin Jiang et al, Horsetail mixture on rheumatoid arthritis and its regulation on TNF-α and IL-10; Pakistan journal of pharmaceutical sciences, Nov 2014

Zevallos Victor F. et al, Nutritional Wheat Amylase-Trypsin Inhibitors Promote Intestinal Inflammation via Activation of Myeloid Cells; Gastroenterology, April 2017

Bildnachweis

Für die Abdruckgenehmigung für Abbildung 4 auf Seite 157 danken wir der Firma MCM Klosterfrau. Die Grafik auf Seite 13 wurde mit Genehmigung von Dr. W. Feil dem Buch ‚Arthrose endlich heilen' von Dr. Wolfgang Feil & Tobias Homburg, München 2024, entnommen. Die Abbildung 16 auf Seite 160 stammt vom Fotografen Klaus Wanecek/Okapia. Für alle übrigen Abbildungen liegt die Urheberschaft beim Autor Peter Kaufhold.

Bezugsquellen für Kräuter & Nahrungsergänzugsmittel & Pflanzenöle

Viele Heilpflanzen sind in der Apotheke vor Ort erhältlich, doch gibt es auch etliche, die man dort nur schwer oder gar nicht bekommt. In dem Fall kann der Leser sich an eine der folgenden Adressen wenden:

Kräuter vom Achterhof
Blanks GmbH & Co. KG
Telefon: 04956-9269191
Internet: www.vom-achterhof.de

Hofapotheke St. Afra
D-86152 Augsburg
Telefon: 0821-3434723
Internet: www.meine-teemischung.de

Robert Franz Naturversand GmbH
Telefon: 09307-98830
Internet: www.robert-franz-naturversand.de

Tausendkraut GmbH
Telefon: 06274-9277282
Internet: www.tausendkraut.com

Bruno Zimmer e.K. (Bio Leinöl)
Telefon: 06854-90830
Internet: www.mittelzumleben.de

Leinkraft GbR (Bio Leinöl)
Telefon: 07546-9230360
Internet: www.leinkraft.de

Sölls Hof (Bio Leinöl)
Telefon: 0157-83609414
www.soellshof.de

Heimatliebe Bodensee GmbH (Bioland Leinöl)
Rösslerhof
Telefon: 07533-930912
Internet: www.heimatliebe-bodensee.de

Register der Krankheiten und Beschwerden

Dieses Register enthält Krankheiten und Beschwerden in der Weise, wie Laien, Ärzte und Heilpraktiker sie benennen. Selbstmedikation mit Teedrogen darf nicht zur Kurpfuscherei führen. Daher ist folgendes zu beachten: Wer sich in Behandlung befindet, muss die Anwendung von Heilpflanzen mit seinem Arzt absprechen. Wer in akuten Fällen keine rasche Besserung seiner Beschwerden erreicht, muss einen Arzt konsultieren. Das gilt auch, wenn die Symptome zwar anfangs verschwinden, aber nach Absetzen der Therapie erneut auftreten.

A

B

C

F

G

H

T

U

V

Sauerteig - gesundes Brot durch ATI-Minderung

ATI-freier Sauerteig aus Reis-, Hafer- oder Maismehl ist manchmal schwer erhältlich. Bei einigen Bäckern kann man jedoch Roggen-Sauerteig bekommen. Der enthält zwar auch ATI, aber wenn man ihn immer wieder mit Reis-, Mais- oder Hafermehl oder einer Mischung davon füttert, wird er mit der Zeit ATI-frei.

Beim Bäcker erhält man den Sauerteig oftmals in einem Plastikschälchen, oder man bringt ein verschraubbares 500-Gramm-Glas mit und lässt es ungefähr zur Hälfte mit dem Teig füllen. Zu Hause werden davon anstelle von Sauerteig- und Hefepulver etwa 3 gehäufte Esslöffel unter den Brotteig gemischt. Man ergänzt dann die fehlende Menge im Glas durch Zugabe von 3 gehäuften Esslöffeln Reis-, Hafer- oder Maismehl und so viel lauwarmem Wasser, dass beim Umrühren ein sämiger Brei entsteht. Danach lässt man das Glas für 30-40 Minuten bei Raumtemperatur stehen; der Sauerteig fängt an zu arbeiten; man sieht, wie sich Bläschen bilden und das Volumen langsam zunimmt. Sobald dieser Punkt erreicht ist, stellt man das Glas bis zum nächsten Backen in den Kühlschrank. Durch die ständige Fütterung mit ATI-freiem Mehl ist der Sauerteig schon bald völlig frei von ATI.

Auf die Weise erhält man ein noch gesünderes Brot, das keine Entzündungen und Allergien mehr hervorruft oder verstärkt, und gemeinsam mit allen auf Seite 55 dargestellten Ernährungsvorschlägen und ausreichender, moderater Bewegung wird es zu einer deutlichen Besserung der Gelenkbeschwerden führen. - Allerdings dauert der Gärvorgang beim Sauerteig 8-10 Stunden, manchmal auch noch länger, je nach Lufttemperatur. Am besten funktioniert es bei einer Lufttemperatur von 30-35 °C.

Hinweis: Eine ATI-freie bzw. stark ATI-reduzierte Ernährung kann bei Übergewichtigen zu einem Gewichtsverlust von bis zu 10 Prozent führen. Das ist wissenschaftlich belegt.

Der Schlüssel zur PhytoTherapie

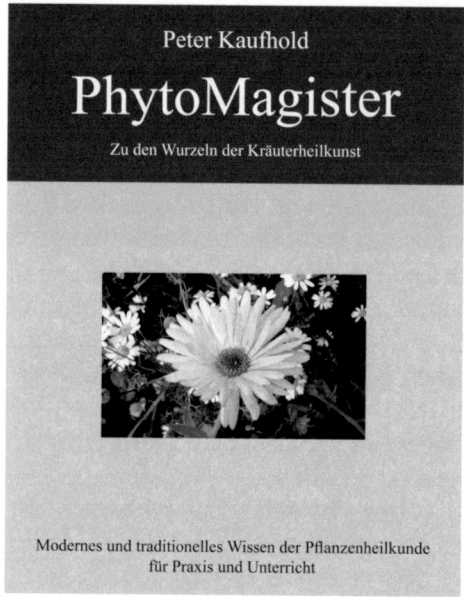

Peter Kaufhold

PhytoMagister

Zu den Wurzeln der Kräuterheilkunst

Modernes und traditionelles Wissen der Pflanzenheilkunde
für Praxis und Unterricht

Band 1

700 Seiten, hochwertige **Fadenbindung**
für langjährigen, intensiven Gebrauch

40 ganzseitige Pflanzenbilder

Preis: 69,- EUR

Ein Standardwerk der Pflanzenheilkunde,
das keine Fragen offen lässt

Zu den Wurzeln der Kräuterheilkunst bedeutet eine Zeitreise, die im 1. Jh. n. Chr. mit dem griechischen Arzt Dioskorides beginnt und sich zunächst über die Ärzte Leonhard Fuchs, Matthiolus (Leibarzt Kaiser Ferdinands I.), Tabernaemontanus, Lonicerus und andere in die Zukunft fortsetzt. Erfahrungen, Einsichten und Therapieanweisungen dieser Ärzte wurden in eine verständliche Sprache übertragen, so dass jedermann sich dieses für uns bislang verlorene Wissen zunutze machen kann. Selbst alte Rezepturen (u.a. wirksame Salben gegen Krampfadern und offene Beine, Tees gegen Ischias, Rheuma, Gicht und Altersbeschwerden) wurden übersetzt und können wieder angewendet werden - all das, was längst vergessen war, steht erstmals wieder zur Verfügung.

Aber nicht nur die Heilkunst der Alten wurde berücksichtigt, sondern auch die der nachfolgenden Generationen. Großartige Heiler und Ärzte wie z.B. Kneipp, Künzle, Weidinger, Mésségué, Madaus und Prof. Weiß kommen zu Wort, schildern ihre Erfahrungen mit einer Vielzahl von Pflanzen. Nicht zuletzt fließen die Forschungsergebnisse modernster Wissenschaft mit ein, die zum Teil nur das bestätigen, was man vor Jahrhunderten schon wusste - indes nur zum Teil, denn es kamen auch Wirkungen und Anwendungsmöglichkeiten zutage, die damals noch niemand kannte.

Neben einem umfangreichen Register der zu behandelnden Beschwerden und Erkrankungen bietet dieses Buch Hunderte von Rezepturen, präzise Dosierungsempfehlungen, Anleitungen zur Herstellung von Naturheilmitteln verschiedenster Art sowie alle für Praxis und Unterricht wichtigen Informationen.

„Hier hat sich ein Kenner der Materie die Mühe gemacht, neben der ausgezeichneten, praxisbezogenen Darstellung der PhytoTherapie auch die geschichtlichen Hintergründe zu beleuchten. Dieses Buch ist weit mehr als ein Nachschlagewerk für die tägliche Praxis, was es in ausgezeichneter Weise auch ist, denn es beschreibt die Gesamtheit der jeweiligen Pflanze. Wer dieses Buch aufmerksam liest, lernt unsere überlieferten und mit den heute zur Verfügung stehenden Mitteln analysierten Heilpflanzen als ein Geschenk an uns alle lieben."

Armin Reuter, Chefredakteur der Zeitschrift „Der Heilpraktiker & Volksheilkunde"

Zu bestellen im Buchhandel - ISBN 978-3-8370-1198-2
oder unter **www.eschholtz.de** oder **www.phytomagister.com**

Der Schlüssel zur PhytoTherapie

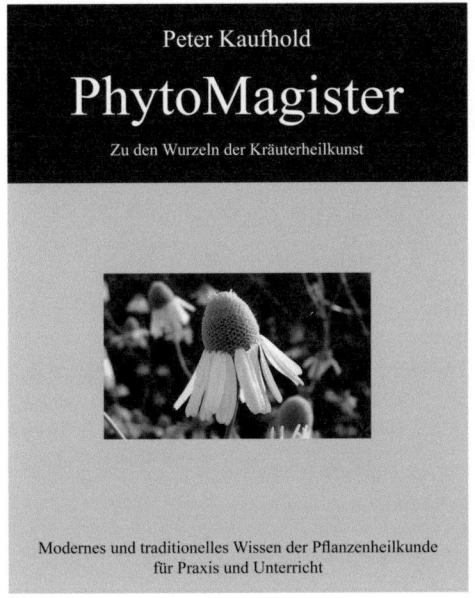

Peter Kaufhold

PhytoMagister

Zu den Wurzeln der Kräuterheilkunst

Modernes und traditionelles Wissen der Pflanzenheilkunde
für Praxis und Unterricht

Band 2

700 Seiten, hochwertige **Fadenbindung**
für langjährigen, intensiven Gebrauch

zahlreiche farbige Pflanzenbilder

Preis: 69,- EUR

mit neuen Heilpflanzen, in
Ergänzung zu Band 1

„Hier hat sich ein Kenner der Materie die Mühe gemacht, neben der ausgezeichneten, praxisbezogenen Darstellung der Phytotherapie auch die geschichtlichen Hintergründe zu beleuchten. Dieses Buch ist weit mehr als ein Nachschlagewerk für die tägliche Praxis, was es in ausgezeichneter Weise auch ist, denn es beschreibt die Gesamtheit der jeweiligen Pflanze. Wer dieses Buch aufmerksam liest, lernt unsere überlieferten und mit den heute zur Verfügung stehenden Mitteln analysierten Heilpflanzen als ein Geschenk an uns alle lieben."

Armin Reuter
Chefredakteur *Der Heilpraktiker & Volksheilkunde*

„Mit den bisher erschienenen Bänden des Phyto-Magister ist Peter Kaufhold ein hervorragendes Werk zur Pflanzenheilkunde gelungen, das nicht nur traditionelles Wissen in wirksame und zeitgemäße Rezepturen umsetzt, sondern auch moderne wissenschaftliche Erkenntnisse berücksichtigt: eine echte Bereicherung für jeden Phytotherapeuten."

Prof. H.W. Siegfried Schierstedt
Fachbereich Phytotherapie und Homöopathie an der pharmazeutischen Fakultät der staatlichen *Ovidius Universität Constanta*

„In summa ist der PhytoMagister eines der wenigen Werke, mit denen sich in der Praxis wirklich etwas anfangen lässt: Pflanzenheilkunde pur."

Karl Friedrich Liebau
Chefredakteur *Naturheilpraxis*

Pflanzenheilkunde ist Erfahrungsmedizin, über viele Jahrhunderte überliefert, ergänzt und verfeinert. In diesem Nachfolgeband bekommt der Leser, wie schon in Band 1, nicht nur präzise Anleitungen zur Anwendung und Dosierung neuer Heilpflanzen, sondern auch zur Herstellung von Naturheilmitteln unterschiedlichster Art. Der Heilkundige erhält von jeder Pflanze ein umfassendes Gesamtbild, mit dessen Hilfe er in der Lage ist, ihr Einsatzgebiet in der eigenen Praxis genau zu bestimmen und abzugrenzen. Hinzu kommen Hunderte von alt bewährten, auch neuen wirksamen Rezepturen die der erfahrene, besonders aber der noch unerfahrene Phytotherapeut gleich anwenden kann.

Zu bestellen im Buchhandel - ISBN 978-3-8423-7882-7
oder unter **www.eschholtz.de** oder **www.phytomagister.com**

Der Schlüssel zur PhytoTherapie

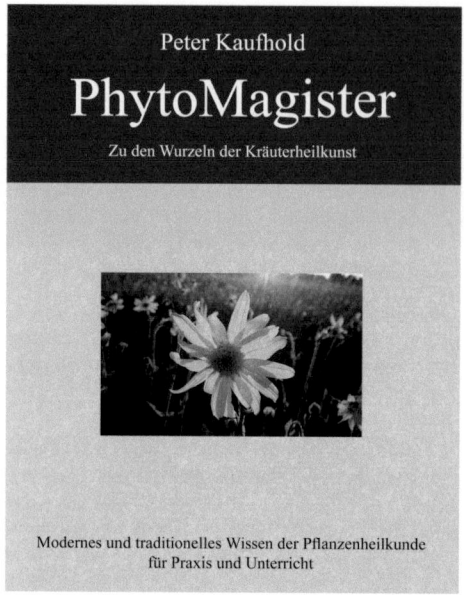

Peter Kaufhold

PhytoMagister

Zu den Wurzeln der Kräuterheilkunst

Modernes und traditionelles Wissen der Pflanzenheilkunde
für Praxis und Unterricht

„Selten findet man ein pflanzenheilkundliches Werk in dieser Ausführlichkeit und gut strukturierten Fülle, die aus vielen, auch älteren aufwendig recherchierten Quellen schöpft und in der selbst der erfahrene Phytotherapeut immer wieder Neues entdeckt: eine Publikation die Spaß macht und mit der es sich arbeiten lässt."

Prof. Dr. Adolf Nahrstedt
Institut für pharmazeutische Biologie und Phytochemie der *Westf. Wilhelms-Universität Münster*

„Nur wer selbst auf diesem Gebiet jahrzehntelang arbeitet, kann es wahrscheinlich ermessen, welchen Wert diese Arbeit hat. Der Verfasser hat ein Lebenswerk geschrieben, wie in seiner Vielfalt sich so schnell kein weiteres Werk finden wird."

Josef Karl

Band 3

788 Seiten, hochwertige **Fadenbindung**
für langjährigen, intensiven Gebrauch

zahlreiche farbige Pflanzenbilder

Preis: 79,- EUR

mit neuen Heilpflanzen, in
Ergänzung zu Band 2

„Im wachsenden Bücherwald über Heilpflanzen ein unglaublich wichtiges Werk. Die unermüdliche Arbeit von Peter Kaufhold wird für viele ‚Kräutermenschen' noch lange von Bedeutung sein."

Tobias Rutkowsky
Bund Deutscher Heilpraktiker

Pflanzenheilkunde ist Erfahrungsmedizin, über viele Jahrhunderte überliefert, ergänzt und verfeinert. In diesem Nachfolgeband bekommt der Leser, wie schon in Band 1 und 2, nicht nur präzise Anleitungen zur Anwendung und Dosierung neuer Heilpflanzen, sondern auch zur Herstellung von Naturheilmitteln unterschiedlichster Art. Der Heilkundige erhält von jeder Pflanze ein umfassendes Gesamtbild, mit dessen Hilfe er in der Lage ist, ihr Einsatzgebiet in der eigenen Praxis genau zu bestimmen und abzugrenzen. Hinzu kommen Hunderte von alt bewährten, auch neuen wirksamen Rezepturen die der erfahrene, besonders aber der noch unerfahrene Phytotherapeut gleich anwenden kann.

Zu bestellen im Buchhandel - ISBN 978-3-7412-2354-9
oder unter **www.eschholtz.de** oder **www.phytomagister.com**

Der Schlüssel zur wahren Gesundheit

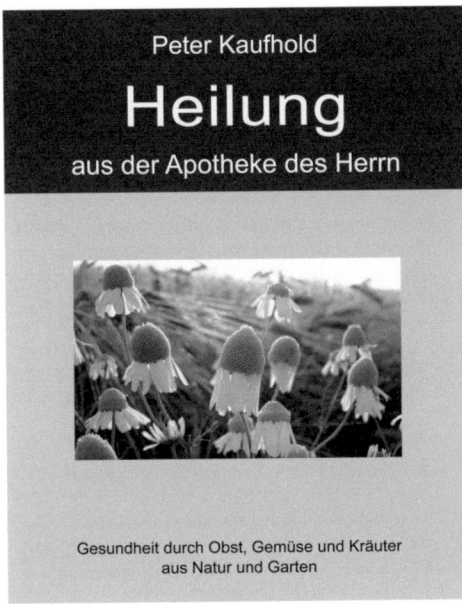

Band 1

184 Seiten, Paperback

zahlreiche farbige Abbildungen

Preis: 19,80 EUR

Eine unersetzliche Hilfe für jeden,
der bewusst und gesund leben möchte

Wer sich falsch ernährt und nicht die Kräfte der Pflanzen nutzt, um gesund zu bleiben, wird krank, und wer sie dann immer noch nicht zur Hilfe nimmt, bleibt krank. So wie die Schöpfung in grauer Vorzeit den Menschen ins Sein gestellt hat, so hat sie ihm auch Mittel an die Hand gegeben, Krankheiten zu verhüten und zu kurieren. Allerdings wissen das heute nur noch wenige. Dabei ist es so einfach. Es gibt Obst, Gemüse und Kräuter, die, richtig angewendet, Krebs vorbeugen und auch heilen können, die Prostataleiden, Magen-Darminfektionen und damit verbundene Beschwerden beseitigen, die lockere Zähne wieder fest machen, die grippale Infekte verhindern und, falls einen die Grippe bereits erwischt hat, den Krankheitsverlauf um die Hälfte verkürzen, die wirksam und schnell Husten, Bronchitis und Entzündungen der Nasennebenhöhlen bekämpfen, die Gelenkschmerzen, Frauenleiden, Krampfadern und Besenreißer vorzüglich bessern, die Ischias und Gesichtsnervenschmerzen innerhalb von Tagen abklingen lassen, die bei Bettnässen, Darmfloraschäden durch Antibiotika und vor allem bei nervösen Störungen und Stress eine rasche Hilfe bringen.

Wie man es macht, zeigt dieses Buch, das nicht nur modernes Wissen wiedergibt, sondern auch aus Jahrhunderte alten Quellen schöpft. Neben einem umfangreichen Register bietet es erprobte Rezepturen, präzise Dosierungsempfehlungen sowie Anleitungen zur Herstellung von Naturheilmitteln unterschiedlichster Art, wie z.B. Husten- und Grippetropfen, Salben und Öle gegen Venenstauungen, Hämorrhoiden, Rücken- und Gliederschmerzen.

ISBN 978-3-8448-1712-6

Zu bestellen im Buchhandel

oder unter **www.eschholtz.de**

Der Schlüssel zur wahren Gesundheit

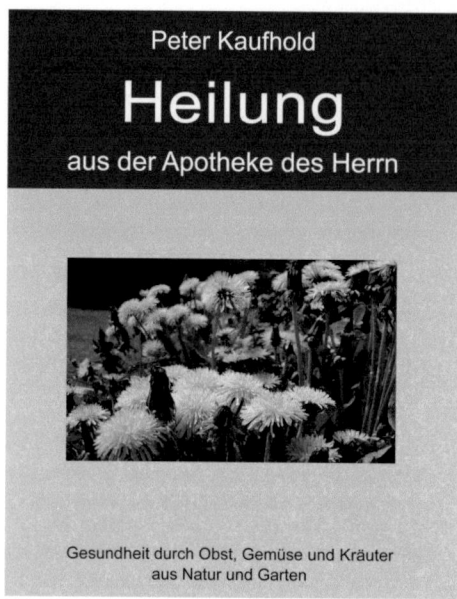

Peter Kaufhold

Heilung

aus der Apotheke des Herrn

Gesundheit durch Obst, Gemüse und Kräuter
aus Natur und Garten

Band 2

184 Seiten, Paperback

zahlreiche farbige Abbildungen

Preis: 19,80 EUR

Eine unersetzliche Hilfe für jeden,
der bewusst und gesund leben möchte

Nichts ist für unsere Gesundheit schädlicher als psychischer Stress, ausgelöst durch nervliche Überbelastung, berufliche Überforderung, Mobbing, Ärger, Trauer, Lärm und andere aufreibende Faktoren, die unsere heutige gehetzte Welt mit sich bringt. All diese zermürbenden Angriffe auf unsere Psyche führen auf Dauer zu Burnout, Herz-Kreislauf- und Magen-Darmerkrankungen, zu fatalen Nervenschädigungen, hormonellen Störungen, Fehlfunktionen des Immunsystems und dadurch zu Autoimmunkrankheiten, erhöhter Anfälligkeit für virale und bakterielle Infektionen und am Ende nicht selten zu Krebs. Die Vermeidung dieser Folgen chronischen Stresses ist neben weiteren wichtigen Themen ein Hauptanliegen dieses Buches.

Ausreichende Bewegung und gesunde Ernährung sind nur ein Teil der Lösung. Auch kann diese Lektüre nicht die Ursachen für psychischen Stress beseitigen, aber sie kann helfen, den seelischen Druck mithilfe der Pflanzenheilkunde erträglich zu machen oder gänzlich aufzulösen, so dass Folgeerkrankungen gar nicht erst auftreten, denn Pflanzen können sowohl vorbeugend als auch zur Behandlung von Stress eingesetzt werden.

Mit diesem Buch lernt der Leser Pflanzen kennen, die ihm dabei behilflich sind, ebenso zahlreiche Rezepturen, welche die positiven Wirkungen der einzelnen Kräuter auf das Nervensystem sinnvoll vereinen und mit denen er sich seinen ganz privaten Schutzschild schaffen kann. - Viele weitere Behandlungsmöglichkeiten unterschiedlicher Krankheiten und Beschwerden, zugehörige Rezepturen, Anleitungen zur Herstellung von erprobten Naturheilmitteln sowie ein umfangreiches Register runden diesen Band ab.

ISBN 978-3-7504-2196-7

Zu bestellen im Buchhandel
oder unter **www.eschholtz.de**